重庆文理学院特色应用型教材资助

# 药事管理法规

黄孟军　安亚楠　雷丽　主编

化学工业出版社

·北京·

## 内 容 简 介

本书结合应用型人才培养目标，融入课程思政元素，基于教学改革成果汇编而成。主要介绍药学相关职业道德原则、基本规范及执业药师道德要求；讲解国家卫生改革意见及配套文件、改革措施，当前国内药事管理体制、监督检验机构及药事管理相关知识；系统汇总药事管理相关法律法规、条例和办法等；通过构建案例库，总结近年来国内外发生的药事管理典型事件。

本书适合高等院校化学类、生物制药类、药学等相关专业师生阅读。

**图书在版编目（CIP）数据**

药事管理法规/黄孟军，安亚楠，雷丽主编. —北京：化学工业出版社，2022.1
ISBN 978-7-122-40023-9

Ⅰ.①药… Ⅱ.①黄…②安…③雷… Ⅲ.①药事法规-中国 Ⅳ.①R951

中国版本图书馆 CIP 数据核字（2021）第 201550 号

---

责任编辑：张　蕾　　　　　　　　文字编辑：何　芳
责任校对：王鹏飞　　　　　　　　装帧设计：韩　飞

---

出版发行：化学工业出版社（北京市东城区青年湖南街 13 号　邮政编码 100011）
印　　装：北京建宏印刷有限公司
710mm×1000mm　1/16　印张 13¾　字数 232 千字　2022 年 10 月北京第 1 版第 1 次印刷

---

购书咨询：010-64518888　　　　　售后服务：010-64518899
网　　址：http://www.cip.com.cn
凡购买本书，如有缺损质量问题，本社销售中心负责调换。

---

定　　价：48.00 元

# 编写人员名单

主　　编：黄孟军　安亚楠　雷　丽

副 主 编：樊文樵　彭　迪　姜玉松　梁书婷
　　　　　蔡明成　胡春生

编写人员：黄孟军　安亚楠　雷　丽　樊文樵
　　　　　彭　迪　姜玉松　梁书婷　蔡明成
　　　　　胡春生　陈中祝　胡尔贵　李忠彬
　　　　　唐典勇　唐　英　唐小龙　孟江平
　　　　　罗　洁　胡承波　罗　燕　孙向卫
　　　　　丁　戈　吴飞跃　段亨攀　冯莹柱
　　　　　杨东林　王维勋　丁　盼

# · 前 言 ·

药品作为一种特殊的商品，直接关系着人民群众的健康和生命安全，其质量要求比其他商品更加严格。因此，制药行业是现代制药业中受到政府高度监管的产业领域之一，政府对药品在生命周期内的全程监管典型体现为构建了相对完善的 GXP 体系，尤其是《药品生产质量管理规范》（GMP）中涉及药品生产管理和质量管理的内容，药事管理涵盖药事组织和药事法规，亦是国家执业药师资格考试的主要科目。

药事管理法规是药学、法学与管理学等相互渗透而形成的一门重要的交叉分支学科，作为高等学校药学类、制药工程类、药事管理类等专业一门重要的专业课，有很强的实用性和实践性，是一门具体体现和实现培养目标的重要课程。要求学生熟悉和掌握 GMP 与药事管理的基本知识、基本技能和基本法律法规要求，具备在实践中学法、懂法和用法的基本能力。

通过学习药事管理法规，使学生掌握药品的研制、生产、流通、使用、价格及广告等活动相关的事项；掌握新药、中药、现代药、特殊药品的管理，了解 GMP、GSP 及药品管理立法；能够树立以管理为中心，强化、突出管理，使管理贯穿在药品的研制、生产、流通、使用及广告的整个过程中；擅于将所学理论知识运用在实际工作中，激发学习的积极性、掌握知识的欲望和兴趣，开拓学生在药事管理方面的科技创新、求真务实的能力；同时，深刻认识到药品生产的特殊性、严肃性、法制性，从而养成在工作中遵守各项规章制度、爱岗敬业、吃苦耐劳的良好职业习惯及对人民健康与生命负责的职业道德。

本教材以《中华人民共和国药品管理法》以及相关法律、法规为依据，参考国家执业药师资格考试大纲的要求，保证教材实效性，尽量覆盖执业药师、药学卫生专业技术资格考试大纲的相关知识点，涵盖药学职业道德、药事管理相关知识、药事管理法规等内容。

本教材重视应用型人才能力培养，以药事管理为主线，结合法律法规要求，以工作岗位所必需的法律法规知识体系构建教材内容。同时结合岗位实际要求，结合多个真实案例分析，加强理论知识巩固，增强适用性和趣味性。

本书编写过程中，获得重庆文理学院特色应用型教材资助，西南政法大学的彭迪、胡尔贵、丁盼等同行专家的鼓励与支持，在此表示深深的谢意。由于编者理论与实践水平有限，本教材不妥之处在所难免，热忱希望读者批评指正，敬请提出宝贵修改意见。

编　者

2021 年 11 月

# 目　录

## 第三章　药事管理相关法规　　34

## 第四章　案例 172

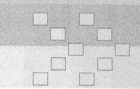

# 第一章

# 药学职业道德

| 小单元 | 细目 | 要点 |
|---|---|---|
| （一）药学职业道德的基本原则和规范 | 1. 职业道德和药学职业道德 | （1）职业道德的特征<br>（2）药学职业道德的作用 |
| | 2. 药学职业道德的基本原则、规范和范畴 | （1）药学职业道德的基本原则<br>（2）药学职业道德规范的具体内容<br>（3）药学职业道德的基本范畴 |

## 第一节　药学职业道德的基本原则和规范

### 一、职业道德的特征

（1）与职业活动的相联性　职业道德作为调整职业活动中各种关系的行为规范，与人们的职业活动相联系。

（2）发展的连续性　由于职业活动的代代相传，形成了比较稳定的职业心理和职业习惯，具有明显的连续性。

（3）形式的规范性和通俗性　职业道德采取公约、守则等简明扼要、通俗易懂的形式，因而，更加具体化、规范化和通俗化。

### 二、药学职业道德的作用、原则、内容

#### （一）药学职业道德的作用

（1）激励　药学职业道德包括对药学职业认识的提高、职业情感的养成、职业意志的锻炼、职业理想的树立以及良好的职业行为和习惯的形成等多方面

的内容。

（2）促进　药学职业道德在协调医药行业内部关系、完成和树立医药行业新风貌方面有着直接的促进作用。医药人员通过药学职业道德的自我教育，总结医药行业的优良传统，不断纠正本行业的偏颇。

（3）调节　医药领域涉及工业、农业、商业、行政等诸多方面的外部关系以及医药行业内部的各种关系，难免会发生某种利害冲突和意见分歧。药学职业道德则可以在思想上、感情上、作风上和行为上等方面起到能动的调节作用。

（4）约束　药学职业道德原则和规范都严格地要求药学工作人员在履行自己的职业任务时，应当顾大局、讲原则、守信用、公平竞争、诚实待人、廉洁奉公。对于各种歪风邪气有着显著的约束作用。

（5）督促和启迪　医药行业需要道德觉悟和专业才能的辩证统一，方能做好本职工作。专业才能是搞好药品生产、经营和药学服务的基础，道德觉悟则是搞好药品生产和医药服务的动力。

**（二）药学职业道德的基本原则**

① 提高药品质量，保证药品安全有效。

② 实行社会主义的人道主义，表现为对患者的尊重和关心，预防和治疗疾病，保障人人享有用药的平等权利。

③ 全心全意地为人民健康服务，正确处理医药人员与服务对象的关系，正确处理个人利益与集体利益的关系，正确处理德与术的关系。

**（三）药学职业道德规范的具体内容**

**1. 药学工作人员对服务对象的职业道德规范**

① 仁爱救人，文明服务。

② 严谨治学，理明术精。

③ 济世为怀，清廉正派。

**2. 药学工作人员对社会的职业道德规范**

① 坚持公益原则，维护人类健康。

② 宣传医药知识，承担保健职责。

**3. 药学工作者同仁间的职业道德规范**

① 谦虚谨慎，团结协作。

② 勇于探索创新，献身医药事业。

**（四）药学职业道德基本范畴的内容**

（1）良心　药学工作人员的药学职业道德良心就是指药学工作人员在处理

与患者、服务对象及社会的关系时，对自己的职业行为具有的道德责任感和自我评价能力。

（2）责任　责任是指药学工作人员对患者、对他人、对社会应尽的义务以及对这种义务的认识。

（3）信誉　信誉就是药学工作人员通过自己的药学职业活动所赢得的社会信任和赞誉。

（4）职业理想　是指药学工作人员奋斗目标相联系的有实现可能性的想象和精神力量。

| 小单元 | 细目 | 要点 |
|---|---|---|
| （二）药学领域的道德要求 | 药品生产、经营、使用领域药学技术人员道德要求 | （1）药品生产中的道德要求<br>（2）药品经营中的道德要求<br>（3）医院药学工作中的道德要求 |

# 第二节　药学领域的道德要求

## 一、药品生产中的道德要求

① 用户至上，以患者为中心。

② 质量第一，自觉遵守规范。

③ 保护环境，保护药品生产者的健康。

④ 规范包装，如实宣传。

## 二、药品经营中的道德要求

① 诚实守信，确保药品质量。

② 依法促销，诚信推广。

③ 指导用药，做好药学服务。

## 三、医院药学工作中的道德要求

① 精心调剂，耐心解释。

② 精益求精，确保质量。

③ 合法采购，规范进药。

④ 维护患者利益，提高生命质量。

| 小单元 | 细目 | 要点 |
|---|---|---|
| （三）中国执业药师协会对执业药师的道德要求 | 中国执业药师职业道德准则及其适用指导 | （1）救死扶伤，不辱使命<br>（2）尊重患者，平等相待<br>（3）依法执业，质量第一<br>（4）进德修业，珍视声誉<br>（5）尊重同仁，密切协作 |

# 第三节　中国执业药师协会对执业药师的道德要求

## 一、救死扶伤，不辱使命

执业药师应当将患者及公众的身体健康和生命安全放在首位，以自身的专业知识、技能和良知，尽心、尽职、尽责为患者及公众提供药品和药学服务。

① 执业药师应当以维护患者和公众的生命安全及健康利益为最高行为准则，以自己的专业知识、技能和良知，尽心、尽职、尽责为患者及公众服务。

② 执业药师应当以救死扶伤、实行人道主义为己任，时刻为患者着想，竭尽全力为患者解除病痛。

③ 在患者和公众生命安全存在危险的紧急情况下，为了患者及公众的利益，执业药师应当提供必要的药学服务和救助措施。

④ 执业药师应当树立敬业精神，遵守职业道德，全面履行自己的职责，为患者及公众提供高质量的药品和药学服务。

## 二、尊重患者，平等相待

执业药师应当尊重患者或消费者的价值观、知情权、自主权、隐私权，对待患者或消费者应不分年龄、性别、民族、信仰、职业、地位、贫富，一视同仁。

① 执业药师应当按规定着装，佩戴全国统一的执业药师徽记和标明其姓名与执业药师称谓等内容的胸卡，同时，《执业药师注册证》应当悬挂在所执业的药店或药房中醒目、易见的地方。

② 执业药师应当言语、举止文明礼貌，热心、耐心、平等对待患者，不得有任何歧视性或其他不道德的行为。

③ 执业药师应当尊重患者隐私，对在执业过程中知晓的患者隐私，不得无故泄露。

④ 在执业过程中，除非确有正当合法的理由，执业药师不得拒绝为患者

调配处方、提供药品或药学服务。

⑤ 执业药师应当满足患者的用药咨询需求，提供专业、真实、准确、全面的药学信息，不得在药学专业服务的项目、内容、费用等方面欺骗患者。

## 三、依法执业，质量第一

① 执业药师应当遵守药品管理法律、法规，恪守中国执业药师职业道德准则，依法独立执业，认真履行职责，科学指导用药，确保药品质量和药学服务质量，保证公众用药安全、有效、经济、适当。

② 执业药师应当按规定进行注册，参加继续教育，并依法执行药学服务业务。

③ 执业药师应当在合法的药品零售企业、医疗机构从事合法的药学技术业务活动，不得在执业场所以外从事经营性药品零售业务。

④ 执业药师不得将自己的《执业药师资格证书》《执业药师注册证》、徽记、胸卡交于其他人或机构使用；不得在药品零售企业、医疗机构只挂名而不现场执业；不得同意或授意他人使用自己的名义向公众推销药品或提供药学服务。

⑤ 执业药师应当在职在岗，不得同时在两个或两个以上执业范围和执业地区执业。暂时离开执业场所并没有其他执业药师替代时，应当有执业药师暂时离开、暂停关键药学服务业务的告示。

⑥ 执业药师应当了解药品的性质、功能与主治和适应证、作用机制、不良反应、禁忌、药物相互作用、贮藏条件及注意事项。

⑦ 对于病因不明或用药后可能掩盖病情、延误治疗或加重病情的患者，执业药师应向其提出寻求医师诊断、治疗的建议。

⑧ 执业药师不得调配、推销、分发质量不合格、不符合购进药品验收规定或过期、回收的药品给患者。

⑨ 执业药师应当恪守独立执业、履行职责的原则，拒绝任何明显危害患者生命安全或身体健康、违反法律或社会伦理道德的购药要求。

⑩ 执业药师应当指导、监督和管理其药学技术助理或药学实习生的处方药调配、销售或服务过程，对药学服务质量负责。对于不正确的处方药调配、销售或服务，执业药师应予以纠正。

## 四、进德修业，珍视声誉

① 执业药师应当不断学习新知识、新技术，加强道德修养，提高专业水平和执业能力；知荣明耻，正直清廉，自觉抵制不道德行为和违法行为，努力

维护职业声誉。

②执业药师应当积极参加执业药师自律组织举办的有益于职业发展的活动，珍视和维护职业声誉，模范遵守社会公德，提高职业道德水准。

③执业药师应当积极主动接受继续教育，不断完善和扩充专业知识，关注与执业活动相关的法律法规的变化，以不断提高执业水平。

④执业药师应当积极参加社会公益活动，深入社区和乡村为城乡居民提供广泛的药品和药学服务，大力宣传和普及安全用药知识和保健知识。

⑤执业药师应当遵守行业竞争规范，公平竞争，自觉维护执业秩序，维护执业药师的职业荣誉和社会形象。执业药师不得有下列行为：以贬低同行的专业能力和水平等方式招揽业务；以提供或承诺提供回扣等方式承揽业务；利用新闻媒介或其他手段提供虚假信息或夸大自己的专业能力；在胸卡上印有各种学术、学历、职称、社会职务以及所获荣誉等；私自收取回扣、礼物等不正当收入。

⑥执业药师不得并应抵制采用有奖销售、附赠药品或礼品销售等销售方式向公众促销药品，干扰、误导购药者的购药行为。不得以牟取自身利益或所在执业单位及其他单位的利益为目的，利用自己的职业声誉和影响以任何形式向公众进行误导性或欺骗性的药品及药学、医疗服务宣传和推荐。

⑦执业药师应当对涉及药学领域内任何成员的不道德或不诚实的行为以及败坏职业荣誉的行为进行揭露和抵制。

⑧执业药师不得与药品生产、经营企业及其业务人员、医疗机构及其医师、护理人员等执业相关人员共谋不合法利益，不得利用执业药师身份开展或参与不合法的商业活动。

## 五、尊重同仁，密切协作

执业药师应当与同仁和医护人员相互理解，相互信任，以诚相待，密切配合，建立和谐的工作关系，共同为药学事业的发展和人类的健康奉献力量。

①药师应当尊重同行，同业互助，公平竞争，共同提高执业水平，不应诋毁、损害其他执业药师的威信和声誉。

②执业药师应当加强与医护人员、患者之间的联系，保持良好的沟通、交流与合作，积极参与用药方案的制订、修订过程，提供专业、负责的药学支持。

③执业药师应当与医护人员相互理解，以诚相待，密切配合，建立和谐的工作关系。发生责任事故时应分清自己的责任，不得相互推诿。

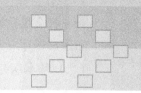

# 第二章

# 药事管理相关知识

| 小单元 | 细目 | 要点 |
|---|---|---|
| （一）医药卫生体制改革 | 1. 中共中央、国务院关于深化医药卫生体制改革的意见和近期重点实施方案 | （1）基本原则、总体目标<br>（2）基本医疗卫生制度的主要内容<br>（3）药品供应保障体系的要求和内容<br>（4）实施方案中五项重点改革的主要内容<br>（5）医药卫生体制改革的人才保障机制 |
| | 2. 医药卫生体制改革的相关配套文件 | （1）基本药物质量监督管理的规定<br>（2）国家基本药物零售指导价格的规定<br>（3）改革药品价格形成机制的主要内容 |

## 第一节　医药卫生体制改革

### 一、深化医药卫生体制改革的意见

2009 年 4 月 6 日《中共中央、国务院关于深化医药卫生体制改革的意见》发布，标志着中国医药卫生体制进入深化改革阶段，新一轮医改正式启动。

#### （一）深化医药卫生体制改革的基本原则和总体目标

**1. 基本原则**

医药卫生体制改革必须立足国情，一切从实际出发，坚持正确的改革原则。

该原则强调：①坚持以人为本，把维护人民健康权益放在第一位；②坚持立足国情，建立中国特色医药卫生体制；③坚持公平与效率统一，政府主导与发挥市场机制作用相结合；④坚持统筹兼顾，把解决当前突出问题与完善制度体系结合起来。

**2. 总体目标**

建立健全覆盖城乡居民的基本医疗卫生制度，为群众提供安全、有效、方便、价廉的医疗卫生服务。

**（二）基本医疗卫生制度的主要内容**

基本医疗卫生制度主要由医药卫生四大体系、八项支撑组成。

四大体系是指建设公共卫生服务体系、医疗服务体系、医疗保障体系和药品供应保障体系，构建我国的基本医疗卫生制度。

八项支撑就是完善医药卫生管理、运行、投入、价格、监管、科技与人才体制机制、信息、法制的建设，保障四大体系有效、规范运转。

医疗保障体系要求建立和完善城镇职工基本医疗保险（以下简称城镇职工医保）、城镇居民基本医疗保险（以下简称城镇居民医保）、新型农村合作医疗（以下简称新农合）和城乡医疗救助制度，做好各项制度之间的衔接，积极发展商业健康保险。

**（三）建立健全药品供应保障体系**

建立药品供应保障体系的总体要求，加快建立以国家基本药物制度为基础的药品供应保障体系，保障人民群众安全用药。

**1. 建立国家基本药物制度**

（1）建立国家基本药物目录遴选调整管理机制　中央政府统一制定和发布国家基本药物目录，合理确定品种和数量。制定国家基本药物遴选和管理办法。基本药物目录定期调整和更新。

（2）初步建立基本药物供应保障体系

① 基本药物实行公开招标采购，统一配送，减少中间环节，保障群众基本用药。

② 推动药品生产流通企业兼并重组，发展统一配送，实现规模经营。

③ 鼓励零售药店发展连锁经营，完善执业药师制度。

④ 国家制定基本药物零售指导价格，在指导价格内，由省级人民政府根据招标情况确定本地区的统一采购价格。政府举办的基层医疗卫生机构按购进价格实行零差率销售。

（3）建立基本药物优先选择和合理使用制度

① 规范基本药物使用，制定基本药物临床应用指南和基本药物处方集。

② 所有零售药店和医疗机构均应配备和销售国家基本药物。

③ 城乡基层医疗卫生机构应全部配备、使用基本药物，其他各类医疗机构也要将基本药物作为首选药物并确定使用比例。

④ 基本药物全部纳入基本医疗保障药物报销目录，报销比例明显高于非基本药物。

**2. 规范药品生产流通**

完善医药产业发展政策和行业发展规划，严格市场准入和药品注册审批，大力规范和整顿生产流通秩序，推动医药企业提高自主创新能力和医药产业结构优化升级，发展药品现代物流和连锁经营，促进药品生产、流通企业的整合。建立便民惠农的农村药品供应网。

**3. 完善药品储备制度**

支持用量小的特殊用药、急救用药生产。规范药品采购，坚决治理医药购销中的商业贿赂。加强药品不良反应监测，建立药品安全预警和应急处置机制。

**(四) 实施方案中五项重点改革的主要内容**

2009 年 4 月 7 日，国务院发布《医药卫生体制改革近期重点实施方案（2009—2011 年）》，具体部署了医改近期三年的五项重点工作，其主要内容可以概括为"四项基本"和"一个试点"，即加快推进基本医疗保障制度建设、初步建立国家基本药物制度、健全基层医疗卫生服务体系、促进基本公共卫生服务逐步均等化和推进公立医院改革试点。

**(五) 医药卫生人才保障机制**

充分发挥执业药师的作用，在医药卫生体制改革新方案刚刚出台的大背景下，作为新医改的直接参与者，执业药师在改革的新契机下应把握新机遇，迎接新挑战，承担新责任。《中共中央、国务院关于深化医药卫生体制改革的意见》强调：规范药品临床使用，充分发挥执业药师指导合理用药与药品质量管理方面的作用。国务院发布的《医药卫生体制改革近期重点实施方案（2009—2011 年）》又进一步明确：完善执业药师制度，零售药店必须按规定配备执业药师为患者提供购药咨询和指导。

## 二、医药卫生体制改革的相关配套文件

**(一)《关于加强基本药物质量监督管理的规定》**

（1）基本药物质量监督管理机构的规定　国家药品监督管理局负责组织协调、监督指导全国基本药物质量监督管理工作；省级药品监督管理部门负责组织实施和指导协调本辖区内基本药物质量监督管理工作；省级以下药品监督管理部门负责具体实施基本药物生产、配送和使用环节的质量监督管理工作。

（2）基本药物生产企业的规定　本规定中所指的基本药物生产企业和配送

企业是指由省级人民政府指定的机构所组织的基本药物生产、配送公开招标采购中，中标的药品生产和经营企业。

（3）基本药物抽查检验的规定　国家药品监督管理局组织对基本药物实行全品种覆盖抽查检验，并及时向社会公布抽验结果。

### （二）《国家发展改革委关于公布国家基本药物零售指导价格的通知》

（1）零售指导价格的制定

① 按照药品通用名称制定：国家基本药物零售指导价格是按照药品通用名称制定，不区别具体生产经营企业。

② 不超过零售指导价自主定价：各级各类医疗卫生机构、社会零售药店及相关药品生产经营单位经营基本药物，可依据市场供求情况，在不超过零售指导价的前提下，自主确定价格。

（2）统一零售指导价　原来针对具体企业定价或特定包装规格定价的药品，作为基本药物销售也要执行此次公布的统一零售指导价格。

（3）检测与调整　各省、自治区、直辖市价格主管部门（省级）要加强对国家基本药物市场购销价格的监测，发现问题，及时反映，国家发展改革委将适时调整价格；各地要加强对基本药物价格执行情况的监督检查，发现存在价格违法行为的，要依法严肃查处。

（4）国家基本药物零售指导价格定价原则

① 确保企业能够正常生产和经营基本药物，保障市场供应。基本药物价格要充分反映成本变化情况，合理补偿企业成本，正常盈利，有利于调动企业生产积极性。

② 充分考虑当前我国基本医疗保障水平和群众承受能力。制定基本药物价格，要在企业获得正常利润的前提下，切实压缩不合理的营销费用，使基本药物价格总体水平有所降低，以适应现阶段医疗保障水平和群众承受能力。

③ 结合市场实际和供求状况，区别不同情况，采取"有降、有升、有维持"的方法调整价格。对于市场竞争不够充分、价格相对偏高的品种，加大降价力度；对于市场需求不确定性强、供应存在短缺现象的品种，适当提高价格；对于市场竞争较为充分且价格相对低廉的品种、中药传统制剂及部分国家规定需较大幅度提高质量标准的品种，少降或维持现行价格。

### （三）改革药品价格形成机制的意见

（1）调整政府管理药品价格范围

① 政府管理药品价格：重点是国家基本药物、国家基本医疗保障用药、

生产经营具有垄断性的特殊药品。

②市场调节价：其他药品实行市场调节价，对其中临床使用量大面广的处方药品，要通过试点逐步探索加强价格监管的有效方法。

（2）药品价格实行分级管理

①国务院价格主管部门：负责制定药品价格的政策、原则和方法；制定国家基本药物、国家基本医疗保障用药中的处方药及生产经营具有垄断性的特殊药品价格。

②省级价格主管部门：根据国家统一政策，负责制定国家基本医疗保障用药中的非处方药（不含国家基本药物）、地方增补的医疗保障用药价格。

③省、自治区、直辖市：非营利性医疗机构自配的药物制剂价格，由各省、自治区、直辖市根据本地实际情况确定价格管理权限、形式和内容。

（3）政府制定公布药品指导价格，生产经营单位自主确定实际购销价格

①政府定价：纳入政府价格管理范围的药品，除国家免疫规划和计划生育药具实行政府定价外，其他药品实行政府指导价。

②政府指导价：麻醉药品、一类精神药品由政府定价形式改为政府指导价，并对流通环节按全国性批发和区域性批发分别制定进销差价率的上限标准。实行政府指导价的药品，生产经营单位在不突破政府规定价格的前提下，根据市场供求情况自主确定实际购销价格。

（4）政府制定药品价格原则上按照通用名称制定统一价格。

（5）科学确定药品之间的差比价关系。

（6）鼓励基本药物生产供应。

（7）控制药品流通环节差价率。

（8）改革医疗卫生机构药品销售加成政策。

（9）规范药品市场交易价格行为。

| 小单元 | 细目 | 要点 |
|---|---|---|
| （二）药事管理体制 | 1. 药品监督管理机构 | （1）主管部门和相关管理部门的职责划分<br>（2）国家药品监督管理部门的职能 |
| | 2. 药品技术监督管理机构 | 中国食品药品检定研究院、国家药典委员会、药品审评中心、药品评价中心、食品药品审核查验中心、执业药师资格认证中心、国家中药品种保护审评委员会(国家药品监督管理局保健食品审评中心)的主要职责 |

# 第二节 药事管理体制

## 一、药品监督管理机构

我国药品监督管理体系示意见图 2-1。

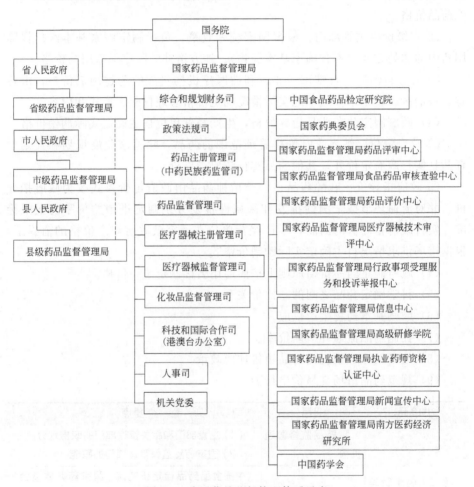

图 2-1 我国药品监督管理体系示意

## （一）主管部门和相关管理部门职责划分

药品监督管理的主管部门是国家药品监督管理局（NMPA）。

**1. 药品监督管理部门**

（1）国家局　国家药品监督管理局主管中国境内的药品监督管理工作，主要负责药品研制、生产、流通、使用全过程的监督管理，以及对药品监管部门自身的监督管理，依法严厉查处各种违法违规行为。

（2）省和省以下药品监督管理体制　省级以下药品监督管理机构由地方政府分级管理，业务接受上级主管部门和同级卫生部门的组织指导和监督。对省、市、县三级药品监督管理机构与同级卫生部门职能进行整合，以切实加强药品安全监管，落实地方各级政府药品安全综合监督责任。

省级药品监督管理机构作为省级政府的工作机构，由同级卫生部门管理。

市、县药品监督管理机构作为同级政府的工作机构，保证其相对独立地依法履行职责，保证其对消费环节药品安全和药品研究、生产、流通、使用全过程的有效监管。

**2. 卫生行政部门**

中华人民共和国国家卫生健康委员会（简称卫健委）依据党第十三届全国人民代表大会第一次会议批准的国务院机构改革方案，于 2018 年 3 月设立。

其主要职能如下。

（1）制度有关　组织拟订国民健康政策，拟订卫生健康事业发展法律法规草案、政策、规划，制定部门规章和标准并组织实施。统筹规划卫生健康资源配置，指导区域卫生健康规划的编制和实施。组织制定国家药物政策和国家基本药物制度，开展药品使用检测、临床综合评价和短缺药品预警，提出国家基本药物价格政策的建议，参与制度国家药典。

（2）改革有关　协调推进深化医药卫生体制改革，研究提出深化医药卫生体制改革重大方针、政策、措施的建议。组织深化公立医院综合改革，推进管办分离，健全现代医院管理制度，制定并组织实施推动卫生健康公共服务提供主体多元化、方式多样化的政策措施，提出医疗服务和药品价格政策的建议。

在此基础上，在卫健委内设立了药物政策与基本药物制度司。完善国家基本药物制度，组织拟订国家药物政策和基本药物目录。开展药品使用检测、临床综合评价和短缺药品预警。提出药品价格政策和国家基本药物目录内药品生产鼓励扶持政策的建议。

**3. 国家中医药管理部门**

国家中医药管理局负责拟定中医药人才发展规划，会同有关部门拟订中医药专业技术人员资格标准并组织实施，会同有关部门组织开展中医药师承教育、毕业后教育、继续教育和相关人才培训工作，参与指导中医药教育教学改革，参与拟订各级各类中医药教育发展规划。

**4. 国家发展与改革宏观调控部门**

国家发展与改革宏观调控部门即国家发展和改革委员会，其主要取能：①负责监测和管理药品宏观经济；②负责药品价格的监督管理工作；③依法制定和调整药品政府定价目录；④拟定和调整纳入政府定价目录的药品价格。

国家发展和改革委员会成立了药品价格评审中心。

**5. 人力资源和社会保障部门**

人力资源和社会保障部门统筹建立覆盖城乡的社会保障体系，其主要职能：①负责统筹拟订医疗保险、生育保险政策、规划和标准；②拟订医疗保险、生育保险基金管理办法；③组织拟订定点医疗机构、药店的医疗保险服务和生育保险服务管理、结算办法及支付范围等工作，包括制定并发布《国家基本医疗保险、工伤保险和生育保险药品目录》。

**6. 国家市场监督管理总局**

国家市场监督管理总局主要职能：①负责市场监督管理和行政执法的有关工作，起草有关法律法规草案，制定工商行政管理规章和政策；②商标注册和管理工作，依法保护商标专用权和查处商标侵权行为，处理商标争议事宜，加强驰名商标的认定和保护工作。负责特殊标志、官方标志的登记、备案和保护；③负责药品广告监督与处罚发布虚假违法药品广告的行为。

**7. 工业和信息化管理部门**

工业和信息化管理部门负责拟定和实施高技术产业中涉及生物医药、新材料、航空航天、信息产业等的规划、政策和标准；组织拟订行业技术规范和标准，指导行业质量管理工作。

**8. 商务管理部门**

商务管理部门作为药品流通行业的管理部门，负责研究制定药品流通行业发展规划、行业标准和有关政策，配合实施国家基本药物制度，提高行业组织化程度和现代化水平，逐步建立药品流通行业统计制度，推进行业信用体系建设，指导行业协会实行行业自律，开展行业培训，加强国际合作与交流。

**9. 海关**

海关负责药品进出口口岸的设置；药品进口与出口的监管、统计与分析。

**10. 新闻宣传部门**

新闻宣传部门负责加强药品安全新闻宣传和舆论引导工作。

**11. 公安部门**

公安部门负责涉药刑事案件的受理和立案侦查；协同药监部门打击违法制售假劣药品以及有关麻醉药品和精神药品生产、销售、使用中的违法犯罪行为。

**12. 监察部门**

监察部门负责调查处理药品监督管理人员的违法行政纪律的行为；依法加强监督，对拒不执行国家法律法规、违法违规审批，以及制售假劣药品和医疗器械问题严重的地区和部门，严肃追究有关领导和人员的责任。

**（二）国家药品监督管理部门职能（新修订）**

根据《国家食品药品监督管理总局主要职责内设机构和人员编制规定》（国发〔2013〕14 号）的规定，设立国家食品药品监督管理总局（正部级），为国务院直属机构。

主要职责为三品一械的立法。

① 负责药品（含中药、民族药，下同）、医疗器械和化妆品安全监督管理。拟定监督管理政策规划，组织起草法律法规草案，拟定部门规章，并监督实施。研究拟定鼓励药品、医疗器械和化妆品新技术新产品的管理与服务政策。

② 负责药品、医疗器械和化妆品标准管理。组织制定、公布国家药典等药品、医疗器械标准，组织拟定化妆品标准，组织制定分类管理制度，并监督实施。参与制定国家基本药物目录，配合实施国家基本药物制度。

③ 负责药品、医疗器械和化妆品注册管理。制定注册管理制度，严格上市审评审批，完善审评审批服务便利化措施，并组织实施。

④ 负责药品、医疗器械和化妆品质量管理。制定研制质量管理规范并监督实施。制定生产质量管理规范并依职责监督实施。制定经营、使用质量管理规范并指导实施。

⑤ 负责药品、医疗器械和化妆品上市后风险管理。组织开展药品不良反应、医疗器械不良事件和化妆品不良反应的监测、评价和处置工作。依法承担药品、医疗器械和化妆品安全应急管理工作。

⑥ 负责执业药师资格准入管理。制定执业药师资格准入制度，指导监督执业药师注册工作。

⑦ 负责组织指导药品、医疗器械和化妆品监督检查。制定检查制度，依法查处药品、医疗器械和化妆品注册环节的违法行为，依职责组织指导查处生产环节的违法行为。

⑧ 负责药品、医疗器械和化妆品监督管理领域对外交流合作，参与相关国际监管规则和标准的制定。

⑨ 负责指导省、自治区、直辖市药品监督管理部门工作。

⑩ 完成党中央、国务院交办的其他任务。

## 二、药品技术监督管理机构

### 1. 中国食品药品检定研究院

中国食品药品检定研究院是国家药品监督管理局的直属事业单位，是法定的国家药品生物制品质量检验和仲裁机构。主要职责：①承担食品、药品、医疗器械、化妆品及有关药用辅料、包装材料与容器（以下统称为食品药品）的检验检测工作。组织开展药品、医疗器械、化妆品抽验和质量分析工作。负责相关复验、技术仲裁。组织开展进口药品注册检验以及上市后有关数据收集分析等工作。②承担药品、医疗器械、化妆品质量标准、技术规范、技术要求、检验检测方法的制修订以及技术复核工作。组织开展检验检测新技术新方法新标准研究。承担相关产品严重不良反应、严重不良事件原因的实验研究工作。③负责医疗器械标准管理相关工作。④承担生物制品批签发相关工作。⑤承担化妆品安全技术评价工作。⑥组织开展有关国家标准物质的规划、计划、研究、制备、标定、分发和管理工作。⑦负责生产用菌毒种、细胞株的检定工作。承担医用标准菌毒种、细胞株的收集、鉴定、保存、分发和管理工作。⑧承担实验动物饲育、保种、供应和实验动物及相关产品的质量检测工作。⑨承担食品药品检验检测机构实验室间比对及能力验证、考核与评价等技术工作。⑩负责研究生教育培养工作。组织开展对食品药品相关单位质量检验检测工作的培训和技术指导。⑪开展食品药品检验检测国际（地区）交流与合作。⑫完成国家局交办的其他事项。

### 2. 国家药典委员会

任务和职责：①组织编制、修订和编译《中华人民共和国药典》（以下简称《中国药典》）及配套标准。②组织制定修订国家药品标准。参与拟定有关药品标准管理制度和工作机制。③组织《中国药典》收载品种的医学和药学遴选工作。负责药品通用名称命名。④组织评估《中国药典》和国家药品标准执行情况。⑤开展药品标准发展战略、管理政策好技术法规研究。承担药品标准信息化建设工作。⑥开展药品标准国际（地区）协调和技术交流，参与国际（地区）间药品标准适用性认证合作。⑦组织开展《中国药典》和国家药品标准宣传培训与技术咨询，负责《中国药品标准》等刊物编辑出版工作。⑧负责药典委员会各专业委员会的组织协调及服务保障工作。⑨承办国家局交办的其他事项。

### 3. 国家药品监督管理局药品审评中心

主要职责：①负责药物临床试验、药品上市许可申请的受理和技术审评。②负责仿制药质量和疗效一致性评价的技术审评。③承担再生医学与组织工程等新兴医疗产品涉及药品的技术审评。④参与拟定药品注册管理相关法律法规和规范性文件，组织拟定药品审评规范和技术指导原则并组织实施。⑤协调药品审评相关检查、检验等工作。⑥开展药品审评相关理论、技术、发展趋势及法律问题研究。⑦组织开展相关业务咨询服务及学术交流，开展药品审评相关的国际（地区）交流与合作。⑧承担国家局国际人用药品注册技术协调会议（ICH）相关技术工作。⑨承办国家局交办的其他事项。

**4. 国家药品监督管理局药品评价中心（国家药品不良反应监测中心）**

主要职责：①组织制定修订药品不良反应、医疗器械不良事件、化妆品不良反应监测与上市后安全性评价以及药物滥用监测的技术标准和规范。②组织开展药品不良反应、医疗器械不良事件、化妆品不良反应、药物滥用监测工作。③开展药品、医疗器械、化妆品的上市后安全性评价工作。④指导地方相关监测与上市后安全性评价工作。组织开展相关监测与上市后安全性评价的方法研究、技术咨询和国际（地区）交流合作。⑤参与拟定、调整国家基本药物目录。⑥参与拟定、调整非处方药目录。⑦承办国家局交办的其他事项。

**5. 国家药品监督管理局食品药品审核查验中心**

根据《中央编办关于国家药品监督管理局所属事业单位机构编制的批复》（中央编办复字〔2018〕115号），国家药品监督管理局食品药品审核查验中心为国家药品监督管理局所属公益二类事业单位（保留正局级）。

主要职责：①组织制定修订药品、医疗器械、化妆品检查制度规范和技术文件。②承担药物临床试验、非临床研究机构资格认定（认证）和研制现场检查。承担药品注册现场检查。承担药品生产环节的有因检查。承担药品境外检查。③承担医疗器械临床试验监督抽查和生产环节的有因检查。承担医疗器械境外检查。④承担化妆品研制、生产环节的有因检查。承担化妆品境外检查。⑤承担国家级检查员考核、使用等管理工作。⑥开展检查理论、技术和发展趋势研究、学术交流及技术咨询。⑦承担药品、医疗器械、化妆品检查的国际（地区）交流与合作。⑧承担市场监管总局委托的食品检查工作。⑨承办国家局交办的其他事项。

**6. 国家药品监督管理局执业药师资格认证中心**

主要职责：①开展执业药师资格准入制度及执业药师队伍发展战略研究，参与拟定完善执业药师资格准入标准并组织实施。②承担执业药师资格考试相关工作。组织开展执业药师资格考试命审题工作，编写考试大纲和考试指南。负责执业药师资格考试命审题专家库、考试题库的建设和管理。③组织制定执业药师认证注册工作标准和规范并监督实施。承担执业药师认证注册管理工作。④组织制定执业药师认证注册与继续教育衔接标准。拟定执业药师执业标准和业务规范，协助开展执业药师配备使用政策研究和相关执业监督工作。⑤承担全国执业药师管理信息系统的建设、管理和维护工作，收集报告相关信息。⑥指导地方执业药师资格认证相关工作。⑦开展执业药师资格认证国际（地区）交流与合作。⑧协助实施执业药师能力与学历提升工程。⑨承办国家局交办的其他事项。

**7. 国家中药品种保护审评委员会（国家药品监督管理局保健食品审评中心）**

国家中药品种审评委员会办公室是国家中药品种保护审评委员会的常设办事机构。国家中药品种保护审评委员会与国家市场监督管理总局食品审评中心实行一套机构、两块牌子管理。涉及保健食品技术审评事项时，以国家市场监督管理总局食品审评中心的名义实施。主要职责：①负责国家中药品种保护审评委员会的日常工作。②负责组织国家中药保护品种的技术审查和审评工作。③配合国家药品监督管理局制定或修订中药品种保护的技术审评标准、要求、工作程序以及监督管理中药保护品种。④负责组织保健食品的技术审查和审评工作。⑤配合国家药品监督管理局制定或修订保健食品技术审评标准、要求及工作程序。⑥协助国家药品监督管理局制定保健食品检验机构工作规范并进行检查。⑦负责化妆品的技术审查和审评工作。⑧配合国家药品监督管理局制定或修订化妆品审评标准、要求及工作程序。⑨受委托指导地方食品生产经营许可业务工作。⑩承办国家药品监督管理局交办的其他事项。

| 小单元 | 细目 | 要点 |
|---|---|---|
| （三）药品质量及其监督检验 | 1. 药品质量特性 | （1）药品的质量特性<br>（2）药品作为特殊商品的特征 |
| | 2. 药品质量和药品质量监督检验 | （1）我国药品质量管理规范的名称、制定目的和适用范围<br>（2）药品质量监督检验的性质、类型 |
| | 3. 国家药品编码 | （1）国家药品编码的界定和适用范围<br>（2）编制原则及分类<br>（3）本位码编制规则 |

# 第三节　药品质量及其监督检验

## 一、药品质量特性

### （一）药品的含义

药品，指用于预防、治疗、诊断人的疾病，有目的地调节人的生理功能并规定有适应证或者功能与主治、用法和用量的物质，包括中药材、中药饮片、中成药、化学原料药及其制剂、抗生素、生化药品、放射性药品、血清、疫苗、血液制品和诊断药品等。

### （二）药品的质量特性

药品质量特性是指药品与满足预防、治疗、诊断人的疾病，有目的地调节人的生理功能的要求有关的固有特性。

药品的质量特性表现为四个方面。

① 有效性：指在规定的适应证、用法和用量的条件下，能满足预防、治疗、诊断人的疾病，有目的地调节人的生理功能的要求。我国对药品的有效性分为"痊愈""显效"和"有效"。国际上有的采用"完全缓解""部分缓解""稳定"来区别。药品质量的固有特性。

② 安全性：指按规定的适应证和用法、用量使用药品后，人体产生不良反应的程度。新药的审批中要求提供急性毒性、长期毒性、致畸、致癌、致突变等数据。药品质量的固有特性。

③ 稳定性：指在规定的条件下保持其有效性和安全性的能力。规定的条件是指在规定的效期内，以及生产、贮存、运输和使用的条件。药品质量的固有特性。

④ 均一性：指药物制剂的每一单位产品都符合有效性、安全性的规定要求。均一性是在制剂过程中形成的药物制剂的固有特性。

### （三）药品作为特殊商品的特征

① 生命关联性：药品是与人民的生命相关联的物质。这是药品的基本商品特征。

② 高质量性：药品只有合格品与不合格品的区分。法定的国家药品标准是保证药品质量和划分药品合格与不合格的唯一依据。

③ 公共福利性：药品是防治疾病、维护人们健康的商品，具有社会福利性质。药品的社会福利性还体现在国家对基本医疗保险药品目录中的药品实行政府定价，保证人们买到质量高、价格适宜的药品。

④ 高度的专业性：药品和其他商品不同的又一特征是高度专业性。

⑤ 品种多样性：品种多是药品与其他商品又一不同之处。

## 二、药品质量和药品质量监督检验

### （一）我国药品质量管理规范的名称、制定目的和适用范围

①《药物非临床研究质量管理规范》（Good Laboratory Practice）：简称

GLP，是药物进行临床前研究必须遵守的基本准则。

制定目的是为了保证药物非临床安全性评价研究的质量，确保实验资料的真实性、完整性和可靠性，保障公众用药安全，并与国际上的新药管理相接轨。它是为申请药品注册而进行的非临床研究必须遵守的规定。药物非临床研究是指为评价药物安全性，在实验室条件下，用实验系统进行的各种毒性试验。

②《药物临床研究质量管理规范》（Good Clinical Pratice）：简称GCP，是药物临床试验的相关活动应当遵守的规范。适用于为申请药物注册而进行的药物临床试验。

制定目的是为了保证药物临床试验过程的规范，数据和结果的科学、真实、可靠，保护受试者的权益安全。

药物临床试验是指以人体（患者或健康受试者）为对象的试验，意在发现或验证某种试验药物的临床医学、药理学以及其他药效学作用、不良反应，或者试验药物的吸收、分布、代谢和排泄，以确定药物的疗效与安全性的系统性试验。

③《药品生产质量管理规范》（Good Manufacturing Pratice）：简称GMP，是在药品生产过程实施质量管理，保证生产出优质药品的系统的、科学的管理规范，是药品生产和质量管理的基本要求。

制定目的是最大限度地降低药品生产过程中污染、交叉污染以及混淆、差错等风险，确保持续稳定地生产出符合预定用途和注册要求的药品。

④《药品经营质量管理规范》（Good Supply Practice）：简称GSP，是药品经营管理和质量控制的基本准则，适用范围是中国境内经营药品的专营或兼营企业。

制定目的是为加强药品经营质量管理，规范药品经营行为，保障人体用药安全、有效。

⑤《中药材生产质量管理规范（试行）》（Good Agriculture Pratice）：简称GAP，是中药材生产和质量管理的基本准则，适用于中药材生产企业生产中药材（含植物、动物药）的全过程。

**（二）药品质量监督检验的性质、类型**

药品监督检验与生产检验、验收检验的性质不同，主要具有以下几方面的特性：第三方检验的公正性，代表国家对研制、生产、经营、使用的药品质量进行检验，具有比生产或验收检验更高的权威性，是根据国家的法律规定进行的检验，在法律上具有更强的仲裁性。

类型：抽查性检验、注册检验、国家检验、委托检验、进口检验、复验。

（1）抽查性检验 是由药品监督管理部门授权的药品检验机构，根据药品监督管理部门抽检计划，对药品生产、经营、使用单位抽出样品实施检验。

（2）注册检验 是指审批新药和仿制已有国家标准药品品种进行审批时的检验以及审批进口药品所需进行的检验。

（3）国家检验 是指国家法律或药品监督部门规定某些药品在销售前必须经过指定的政府药品检验机构检验，合格的才准予销售。

（4）委托检验 指行政、司法等部门涉案样品的送检，药品生产企业、经营企业和医疗机构因不具备检验技术和检验条件而委托药品检验所检验的药品均属委托检验。

（5）进口检验 是对进口药品实施的检验。国家设立口岸药品检验所，由口岸药检所对进口药品检验。

（6）复验 是指药品被抽验者对药品检验机构的检验结果有异议，应在规定的时限内，可以向原药品检验机构或者上一级药品监督管理部门设置或确定的药品检验机构申请复验。也可以直接向国务院药品监督管理部门设置或者确定的药品检验机构申请复验。复验是为了保证药品检验结果的真实准确，保护当事人的合法权益。

## 三、国家药品编码

为加强药品监督管理，确保公众用药安全，依据《药品注册管理办法》，2009 年 6 月 16 日，国家食品药品监督管理局印发《关于实施国家药品编码管理的通知》（以下简称《通知》），对批准上市的药品实行编码管理。

### （一）国家药品编码适用范围

国家药品编码是指在药品研制、生产、经营、使用和监督管理中由计算机使用的表示特定信息的编码标识。国家药品编码以数字或数字与字母组合形式表现，适用于药品研究、生产、经营、使用和监督管理等各个领域以及电子政务、电子商务的信息化建设、信息处理和信息交换。

### （二）国家药品编码的编制

（1）国家药品编码编制的原则 药品编码遵循科学性、实用性、规范性、完整性与可操作性的原则，同时兼顾扩展性与可维护性。

（2）国家药品编码编制的分类 药品编码分为本位码、监管码和分类码。本位码由药品国别码、药品类别码、药品本体码、校验码依次连接而成。

（3）国家药品编码本位码编制规则　药品编码本位码共 14 位，由药品国别码、药品类别码、药品本体码和药品校验码依次连接组成，不留空格（图 2-2）。

① 药品国别码：前 2 位为药品国别码为"86"，代表在我国境内生产、销售的所有药品。

② 药品类别码：第 3 位药品类别码为"9"，代表药品。

③ 药品本体码：4～13 位为本体码，本体码的前 5 位为药品企业标识，根据《企业法人营业执照》《药品生产许可证》，遵循一照一证的原则，按照流水的方式编制；本体码的后 5 位为药品产品标识，是指前 5 位确定的企业所拥有的所有药品产品。药品产品标识根据药品批准文号，依据药品名称、剂型、规格，遵循一物一码的原则，按照流水的方式编制。

④ 药品校验码：是国家药品编码本位码中的最后一个字符，通过特定的数学公式来检验国家药品编码本位码中前 13 位数字的正确性，计算方法按照"GB 18937"执行。

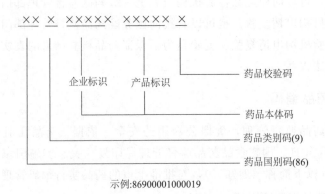

图 2-2　国家药品编码本位码

### （三）国家药品编码的管理

国家药品编码本位码由国家药品局统一编制赋码，药品在生产上市注册申请获得审批通过的同时获得国家药品编码，在生产、经营、使用和监督管理过程中使用。

药品注册信息发生变更时，国家药品编码本位码进行相应变更，药品批准证明文件被注销时，国家药品编码同时被注销。药品编码变更、注销后，原有国家药品编码不得再被使用。

| 小单元 | 细目 | 要点 |
|--------|------|------|
| （四）行政法的相关内容 | 1. 法的基本知识 | 法律渊源、法律效力 |
| | 2. 行政许可 | （1）设定、实施行政许可的原则<br>（2）设定行政许可的事项 |
| | 3. 行政处罚 | （1）行政处罚的原则、种类、管辖和适用<br>（2）行政处罚的决定及其程序 |
| | 4. 行政复议与行政诉讼 | （1）行政复议范围、申请、期限<br>（2）行政诉讼受案范围、起诉和受理 |

# 第四节　行政法的相关内容

## 一、法的基本知识

法是由国家制定或者认可，体现统治阶级意志，并由国家强制力保证实施的具有普遍效力的行为规范体系。

**1. 法律渊源**

当代中国法的渊源有以下几个。

（1）宪法　全国人大通过并监督宪法的实施，全国人大常委会解释并监督宪法的实施，对违反宪法的行为予以追究。

（2）法律　法律系指全国人大及其常委会制定的规范性文件，由国家主席签署主席令公布。

（3）行政法规　行政法规是指作为国家最高行政机关的国务院根据宪法和法律所制定的规范性文件，由总理签署国务院令公布。

（4）部门规章　国务院各部、委员会、中国人民银行、审计署和具有行政管理职能的直属机构，可以根据法律和国务院的行政法规、决定、命令，在本部门的权限范围内，制定规章。涉及两个以上国务院部门职权范围的事项，应当提请国务院制定行政法规或者由国务院有关部门联合制定规章。部门规章应当经部务会议或者委员会会议决定，由部门首长签署命令予以公布。

（5）地方性法规　省、自治区、直辖市人大及其常委会，依法制定的在本行政区域内具有法律效力的规范性文件。

（6）地方政府规章　省、自治区、直辖市和较大的市的人民政府，根据法律、行政法规和省、自治区、直辖市的地方法规制定的规范性文件。

（7）民族自治法规。

（8）国际条约、国际惯例。

**2. 法律效力**

法律效力的层次划分如下。

① 上位法的效力高于下位法。

② 在同一位阶的法之间，特别规定优于一般规定，新的规定优于旧的规定。

## 二、行政许可

**1. 设定和实施行政许可的原则**

① 法定原则：设定和实施行政许可，应当依照法定的权限、范围、条件和程序。

② 公开、公平、公正原则：设定和实施行政许可，应当公开、公平、公正，维护行政相对人的合法权益。

③ 便民和效能原则：实施行政许可，应当便民，提高办事效率，提供优质服务。

④ 信赖保护原则：公民、法人或者其他组织依法取得的行政许可受法律保护，行政机关不得擅自改变已经生效的行政许可。

**2. 设定行政许可的事项**

① 直接涉及国家安全、公共安全、经济宏观调控、生态环境保护以及直接关系人身健康、生命财产安全等特定活动，需要按照法定条件予以批准的事项。

② 有限自然资源开发利用、公共资源配置以及直接关系公共利益的特定行业的市场准入等，需要赋予特定权利的事项。

③ 提供公众服务并且直接关系公共利益的职业、行业，需要确定具备特殊信誉、特殊条件或者特殊技能等资格、资质的事项。

④ 直接关系公共安全、人身健康、生命财产安全的重要设备、设施、产品、物品，需要按照技术标准、技术规范，通过检验、检测、检疫等方式进行审定的事项。

⑤ 企业或者其他组织的设立等，需要确定主体资格的事项。

⑥ 法律、行政法规规定可以设定行政许可的其他事项。

上述六类事项，如果通过下列方式能够予以规范的，可以不设行政许可。

① 公民、法人或者其他组织能够自主决定的。

② 市场竞争机制能够有效调节的。

③ 行业组织或者中介机构能够自律管理的。

④ 行政机关采用事后监督等其他行政管理方式能够解决的。

## 三、行政处罚

### （一）行政处罚的原则、种类、管辖和适用

**1. 原则**

① 处罚法定原则。

② 处罚公正、公开原则。

③ 处罚与违法行为相适应的原则。

④ 处罚与教育相结合的原则。

⑤ 不免除民事责任，不取代刑事责任原则。

**2. 种类**

① 警告。

② 罚款。

③ 没收违法所得、没收非法财物。

④ 责令停产停业。

⑤ 暂扣或者吊销许可证、暂扣或者吊销执照。

⑥ 行政拘留（公安机关，10 日以内，较重的不超过 15 日）。

⑦ 法律、行政法规规定的其他行政处罚。

**3. 管辖和适用**

（1）管辖

① 行政处罚除法律、行政法规另有规定外，由违法行为发生地的县级以上地方人民政府具有行政处罚权的行政机关管辖。

② 两个以上依法享有行政处罚权的行政机关如对同一行政违法案件都有管辖权，行政机关对该案件的管辖发生争议，双方协商不成的，应报请共同的上一级行政机关指定管辖。

③ 违法行为构成犯罪的，有管辖权的行政机关必须将案件移送司法机关。

（2）适用条件　必须已经实施了违法行为，且该违法行为违反了行政法规范；行政相对人具有责任能力；行政相对人的行为依法应当受到处罚；违法行为未超过两年追究时效。

（3）适用方式

① 不予处罚：a. 不满十四周岁的人有违法行为，不予行政处罚；b. 违法行为在两年内未被发现的，除法律另有规定外，不再给予行政处罚；c. 精神病患者在不能辨认或者控制自己行为时有违法行为，不予行政处罚；d. 如违法行为轻微并及时纠正，没有造成危害后果的，不予行政处罚。

② 从轻或者减轻处罚：受行政处罚的当事人有下列情形之一的，应当依

法从轻或者减轻行政处罚。a. 主动消除或者减轻违法行为危害后果的；b. 受他人胁迫有违法行为的；c. 配合行政机关查处违法行为有立功表现的；d. 已满十四周岁而不满十八周岁的人有违法行为的。

**（二）行政处罚的决定及其程序**

（1）简易程序　当场处罚程序，公民处 50 元、法人或者其他组织处 1000 元以下罚款、警告。

（2）一般程序　普通程序包括立案、调查、处理决定、说明理由并告知权利、当事人的陈诉和申辩、制作处罚决定书、送达行政处罚决定书。

（3）听证程序　听证申请的提出、听证通知、听证的主持与参与、辩论、制作听证笔录。

行政机关作出责令停产停业、吊销许可证或者执照、较大数额罚款等行政处罚决定之前，应当告知当事人有要求举行听证的权利；当事人要求听证的，行政机关应当组织听证。当事人不承担行政机关组织听证的费用。

听证程序如下。

① 听证申请的提出：当事人要求听证的，应当在行政机关告知后 3 日内提出。

② 听证通知：行政机关应当在听证的 7 日前，将举行听证的时间、地点和其他相关事项通知当事人。

# 四、行政复议与行政诉讼

## （一）行政复议范围、申请、期限

### 1. 行政复议范围

有下列情形之一的，公民、法人或者其他组织可以依照《中华人民共和国行政复议法》申请行政复议。

① 对行政机关作出的警告、罚款、没收违法所得、没收非法财物、责令停产停业、暂扣或者吊销许可证、暂扣或者吊销执照、行政拘留等行政处罚决定不服的。

② 对行政机关作出的限制人身自由或者查封、扣押、冻结财产等行政强制措施决定不服的。

③ 对行政机关作出的有关许可证、执照、资质证、资格证等证书变更、中止、撤销的决定不服的。

④ 对行政机关作出的关于确认土地、矿藏、水流、森林、山岭、草原、荒地、滩涂、海域等自然资源的所有权或者使用权的决定不服的。

⑤ 认为行政机关侵犯合法的经营自主权的。

⑥ 认为行政机关变更或者废止农业承包合同，侵犯其合法权益的。

⑦ 认为行政机关违法集资、征收财物、摊派费用或者违法要求履行其他义务的。

⑧ 认为符合法定条件，申请行政机关颁发许可证、执照、资质证、资格证等证书，或者申请行政机关审批、登记有关事项，行政机关没有依法办理的。

⑨ 申请行政机关履行保护人身权利、财产权利、受教育权利的法定职责，行政机关没有依法履行的。

⑩ 申请行政机关依法发放抚恤金、社会保险金或者最低生活保障费，行政机关没有依法发放的。

⑪ 认为行政机关的其他具体行政行为侵犯其合法权益的。

**2. 申请**

复议申请是公民、法人或者其他组织依法向行政复议机关提出请求，要求对被申请复议的具体行政行为进行审查并对其作出决定。行政复议程序以相对人申请为前提，申请人申请行政复议必须满足一定的条件。

（1）一般条件　指不管提起何种复议请求都必须具备的条件，即普遍适用于任何复议案件的条件，包括申请人符合资格、有明确的被申请人、有具体的复议请求和事实根据、属于复议范围和受理复议机关管辖、法律、法规规定的其他条件。

（2）时间条件　又称申请时效，是申请复议权的时间限制，超过申请时效，将丧失申请复议的权利。因此，申请人必须在申请时效内提起复议申请。申请时效可以分为一般时效和特殊时效两种。

① 一般时效指为行政复议法所规定的，适用于一般复议案件的申请时效，为 60 日。

② 特殊时效指其他法律规定的适用于特定案件的复议申请时效，只有在法律规定超过 60 日时才有效。

（3）形式条件　指申请人提出复议申请应当提交书面复议申请书。申请人书面申请确有困难的，也可以口头申请，行政复议机关应当场记录申请人的基本情况、复议请求、主要事实、理由和时间。

**3. 期限**

自受理之日起 60 日内作出行政复议决定，但法律规定的行政复议期限少于 60 日的除外。情况复杂，不能在规定期限内作出行政复议决定的，经行政复议机关的负责人批准，可以适当延长，但延长期限最多不超过 30 日。

**（二）行政诉讼案件受理范围、起诉与受理**

行政诉讼，是指公民、法人或者其他组织认为行政机关的具体行政行为侵犯了自己的合法权益，依照行政诉讼法的规定向人民法院起诉，人民法院在双方当事人和其他诉讼参与人的参加下审理和解决行政案件的活动，以及在这些活动中所产生的法律关系的总和。

**1. 行政诉讼案件的受理范围**

（1）行政诉讼案件的受理范围

① 对拘留、罚款、吊销许可证和执照、责令停产停业、没收财物等行政处罚不服的。

② 对限制人身自由或者对财产的查封、扣押、冻结等行政强制措施不服的。

③ 认为行政机关侵犯法律规定的经营自主权的。

④ 认为符合法定条件申请行政机关颁发许可证和执照，行政机关拒绝颁发或者不予答复的。

⑤ 申请行政机关履行保护人身权、财产权的法定职责，行政机关拒绝履行或者不予答复的。

⑥ 认为行政机关没有依法发给抚恤金的。

⑦ 认为行政机关违法要求履行义务的。

⑧ 认为行政机关侵犯其他人身权、财产权的。

⑨ 法律、法规规定可以提起诉讼的其他行政案件。

（2）对受案范围的排除规定

① 国防、外交等国家行为。

② 行政法规、规章或者行政机关制定、发布的具有普遍约束力的决定、命令。

③ 行政机关对行政机关工作人员的奖惩、任免等决定。

④ 法律规定由行政机关最终裁决的具体行政行为。

**2. 行政诉讼案件的起诉与受理**

对属于人民法院受案范围的行政案件，公民、法人或者其他组织可以先向上一级行政机关或者法律、法规规定的行政机关申请复议，对复议不服的，再向人民法院提起诉讼；也可以直接向人民法院提起诉讼。

公民、法人或者其他组织直接向人民法院提起诉讼的，应当在知道作出具体行政行为之日起三个月内提出。法律另有规定的除外。

提起诉讼应当符合下列条件：

① 原告是认为具体行政行为侵犯其合法权益的公民、法人或者其他组织。

② 有明确的被告。

③ 有具体的诉讼请求和事实根据。

④ 属于人民法院受案范围和受诉人民法院管辖。

人民法院接到起诉状，经审查，应当在七日内立案或者作出裁定不予受理。原告对裁定不服的，可以提起上诉。

| 小单元 | 细目 | 要点 |
|---|---|---|
| （五）中药管理 | 1. 中药管理有关规定 | （1）药品管理法及其实施条例对中药管理的规定<br>（2）《药品经营质量管理规范》对中药材、中药饮片的管理规定 |
| | 2. 野生药材资源保护管理 | （1）野生药材资源保护管理的原则<br>（2）国家重点保护的野生药材物种的分级<br>（3）国家重点保护的野生药材的采猎管理规定<br>（4）国家重点保护的野生药材的出口管理规定<br>（5）国家重点保护的野生药材物种的药材名称 |
| | 3. 中药品种保护 | （1）中药保护品种的范围、等级划分<br>（2）中药保护品种的保护措施 |
| | 4. 中药材生产质量管理规范 | （1）制定 GAP 的目的、GAP 的适用范围<br>（2）采收与加工的要求<br>（3）质量管理<br>（4）GAP 认证的程序<br>（5）GAP 证书有效期 |

# 第五节 中药管理

## 一、中药的概念及其作用

以中国传统医药理论指导采集、炮制、制剂，说明作用机制，指导临床应用的药物，统称为中药。中药包含中药材、中药饮片、中成药、民族药。

## 二、中药管理有关规定

### 1. 药品管理法对中药管理的规定

（1）中药材 "国家保护野生药材资源，鼓励培育中药材""国家实行品种保护制度""新发现和从国外引种的药材必须经国家药品监督管理部门审核批准后，方可销售""地区性民间习用药材的管理方法，由国务院中医药管理部门制定""中药材的种植、采集和饲养的管理办法，由国务院另行制定""城乡集市贸易市场可以出售中药材、国家另有规定的除外”“城乡集贸市场不得出售中药材以外的药品”“药品经营企业销售中药材，必须标明产地”“实行批准文号管理的中药材、中药饮片品种目录由国务院药品监督管理部门会同国务院中医药管理部门制定”“必须从具有药品生产、经营资格的企业购进药品，但是，购进没有实施批准文号管理的中药材除外”。

（2）中药饮片　“中药饮片的炮制，必须按照国家药品标准炮制，国家药品标准没有规定的，必须按照省、自治区、直辖市药品监督管理部门制定的炮制规范炮制”“生产新药或者已有国家标准的药品，须经国家药品监督管理部门批准，并发给批准文号；但是，生产没有实施批准文号管理的中药材和中药饮片除外”。

**2.《中华人民共和国药品管理法实施条例》对中药管理的规定**

① 国家鼓励培育中药材。对集中规模化栽培养殖，质量可以控制并符合国务院药品监督管理部门规定条件的中药材品种，实行批准文号管理。

② 生产中药饮片，应当选用与药品质量相适应的包装材料和容器；包装不符合规定的中药饮片，不得销售。中药饮片包装必须印有或贴有标签。

中药饮片的标签必须注明品名、规格、产地、生产企业、产品批号、生产日期，实施批准文号管理的中药饮片还必须注明药品批准文号。

**3.《药品经营质量管理规范》对中药材、中药饮片的管理规定**

经营中药饮片还应划分零货称取专库（区），各库（区）应设有明显标志。

分装中药饮片应有符合规定的专门场所，其面积和设备应与分装要求相适应；药品经营企业购进中药材应标明产地；中药材、中药饮片应与其他药品分开存放；对中药材和中药饮片按其特性，采取干燥、降氧、熏蒸等方法养护，对在库时间较长的中药材，应抽样送检。

药品零售企业经营中药饮片应配置所需的调配处方和临方炮制的设备；中药饮片装斗前应做质量复核，不得错斗、串斗，防止混药。

饮片斗前应写正名正字。

《药品经营质量管理规范实施细则》规定：中药材和中药饮片应有包装，并附有质量合格的标志。每件包装上，中药材标明品名、产地、供货单位；中药饮片标明品名、生产企业、生产日期等。实施文号管理的中药材和中药饮片，在包装上还应标明批准文号。

## 三、野生药材资源保护管理

1987 年 10 月 30 日，国务院发布《野生药材资源保护管理条例》。

**1.《野生药材资源保护管理条例》的适用范围和原则**

适用范围：在我国境内采猎、经营野生药材的任何单位和个人。

原则：国家对野生药材资源实行保护、采猎相结合的原则，并创造条件开展人工种养。

**2. 国家重点保护的野生药材物种的三级管理**

一级【濒危稀有物种】保护野生药材物种——指濒临灭绝状态的稀有珍贵野生药材物种。

包括4种：虎骨、豹骨、羚羊角、鹿茸（梅花鹿）。

二级【衰竭重要物种】保护野生药材物种——指分布区域缩小、资源处于衰竭状态的重要野生药材物种。

包括17种：鹿茸（马鹿）、麝香、熊胆、穿山甲、蟾酥、蛤蟆油、金钱白花蛇、乌梢蛇、蕲蛇、蛤蚧、甘草、黄连、人参、杜仲、厚朴、黄柏、血竭。

【一马①牧草射蟾②涂，二黄③双蛤④穿厚杜⑤。三蛇⑥狂饮熊人血⑦，虎豹羚羊梅花鹿⑧】

注：①马：马鹿茸。②草射蟾：甘草、麝香、蟾酥。③二黄：黄连、黄柏。④双蛤：蛤蚧、蛤蟆油。⑤穿厚杜：穿山甲、厚朴、杜仲。⑥三蛇：蕲蛇、乌梢蛇、金钱白花蛇。⑦熊人血：熊胆、人参、血竭。⑧虎豹羚羊梅花鹿：指4种一级保护野生药材品种虎骨、豹骨、羚羊角、梅花鹿茸。

三级【严重减少常用物种】保护野生药材物种——指资源严重减少的主要常用野生药材物种。

包括22种：川贝母、伊贝母、刺五加、黄芩、天冬、猪苓、龙胆、防风、远志、胡黄连、肉苁蓉、秦艽、细辛、紫草、五味子、蔓荆子、诃子、山茱萸、石斛、阿魏、连翘、羌活。

【紫薇丰萸①赠猪肉②，川味黄连③送石斛。荆诃刺秦④赴远东⑤，胆⑥大心细⑦也难活⑧】

注：①紫薇丰萸：紫草、阿魏、防风、山茱萸。②猪肉：猪苓、肉苁蓉。③川味黄连：川（伊）贝母、五味子、胡黄连、黄芩、连翘。④荆诃刺秦：蔓荆子、诃子、刺五加、秦艽。⑤远东：远志、天冬。⑥胆：龙胆。⑦细：细辛。⑧活：羌活。

**3. 国家重点保护的野生药材的采猎、出口管理规定**

① 对一级保护野生药材物种的管理【禁止采猎、不得出口】：禁止采猎一级保护野生药材物种。一级保护野生药材物种属于自然淘汰的，其药用部分由各级药材公司负责经营管理，但不得出口。

② 对二、三级保护野生药材物种的管理【计划采收、限量出口】：采购、

收购二、三级保护野生药材物种必须按照批准的计划进行。采猎者必须持有采药证，需进行采伐或狩猎的，须申请采伐证或狩猎证。不得在禁止采猎区、禁止采猎期采猎二、三级保护野生药材物种，并不得使用禁用工具进行采猎。属于国家计划管理的品种，由中国药材公司统一经营管理，其余品种由产地县药材公司或其委托单位按照计划收购【两证三禁即采药证、采伐证或狩猎证及禁区、禁期、禁具】。

③ 罚则：违反采猎、收购、保护野生药材物种规定的单位或个人，由当地县以上药品生产经营行业主管部门会同同级有关部门没收其非法采猎的野生药材及使用工具，并处以罚款。

## 四、中药品种保护

### 1. 中药保护品种的范围、等级划分

受保护的中药品种，必须是列入国家药品标准的品种。

中药一级保护品种的保护期限分别为 30 年、20 年、10 年；二级保护品种的保护期限为 7 年。

（1）申请中药一级保护品种应具备的条件　①对特定疾病有特殊疗效的；②相当于国家一级保护野生药材物种的人工制成品；③用于预防和治疗特殊疾病的。

（2）申请中药二级保护品种应具备的条件　①符合上述一级保护的品种或者已经解除一级保护的品种；②对特定疾病有显著疗效的；③从天然药物中提取的有效物质及特殊制剂。

### 2. 中药保护品种的保护措施

（1）中药一级保护品种的保护措施　①工艺制法在保护期内由获得《中药保护品种证书》的生产企业和有关的药品监督管理部门、单位和个人负责保密，不得公开。②向国外转让中药一级保护品种的处方组成、工艺制法，应按照保密规定办理。③因特殊情况需要延长保护期的，由生产企业在该品种保护期满前 6 个月，依照中药品种保护条例的规定程序申报。延长的保护期限，不得超过第一次批准的保护期限。

（2）中药二级保护品种的保护措施　保护期满后可以延长保护期，时间为 7 年。

### 3. 罚则

对违反条例，擅自仿制和生产中药保护品种的，由县级以上药品监督管理部门以生产假药依法论处。

## 五、中药材生产质量管理规范（GAP）

**1. 制定 GAP 的目的**

规范中药材生产、保护中药材质量，促进中药标准化、现代化。

**2. GAP 的适用范围**

GAP 是中药材生产和质量管理的基本准则，适用于中药材生产企业生产中药材（含植物、动物药）的全过程。

**3. 采收与加工的要求**

① 采集应坚持"最大持续产量"原则，即不危害生态环境，可持续生产的最大产量。

② 确定适宜的采收时间和方法：根据产品质量及植物单位面积产量或动物养殖数量，参考传统经验等因素确定适宜的采收时间，包括采收期、采收年限以及采取方法。

③ 道地药材的加工：地道药材应按传统方法进行加工。

**4. 质量管理**

包装前对每批药材进行检验：包装前，质量检验部门应对每批药材按中药材国家标准或经审核批准的中药材进行检验。检验项目至少包括药材性状与鉴别、杂质、水分、灰分与酸不溶性灰分、浸出物、指标性成分或有效成分含量。农药残留量、重金属及微生物限度均应符合国家标准和有关规定。不合格的中药材不得出厂和销售。

**5. GAP 认证**

由中药材 GAP 认证管理部门按《中药材 GAP 认证管理办法》规定进行认证。

国家食品药品监督管理局负责全国中药材 GAP 认证工作。

国家食品药品监督管理局药品认证管理中心承担中药材 GAP 认证的具体工作。

省级食品药品监督管理局负责本行政区域内中药材生产企业的 GAP 认证申报资料初审和通过中药材 GAP 认证企业的日常监督管理工作。

GAP 证书的有效期一般为 5 年。生产企业在《中药材 GAP 证书》有效期满前 6 个月，按照规定重新申请中药材 GAP 认证。

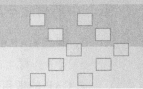

# 第三章

# 药事管理相关法规❶

| 小单元 | 细目 | 要点 |
|---|---|---|
| （一）药品管理法 | 1. 总则 | （1）立法宗旨、适用范围<br>（2）药品监管体制 |
| | 2. 药品生产企业管理 | （1）开办条件<br>（2）审批主体及许可证<br>（3）GMP 认证<br>（4）药品生产行为的管理 |
| | 3. 药品经营企业管理 | （1）开办条件<br>（2）审批主体及许可证<br>（3）GSP 认证<br>（4）药品经营行为的管理 |
| | 4. 医疗机构药剂管理 | （1）配备药学技术人员的规定<br>（2）配制制剂的必备条件<br>（3）配制制剂的审批主体、程序及许可证<br>（4）配制制剂的管理<br>（5）药品采购、保存及调配处方的管理 |
| | 5. 药品管理 | （1）新药研制、审批<br>（2）生产新药和已有国家标准药品的审批<br>（3）国家药品标准制定、修订的机构<br>（4）购药渠道<br>（5）特殊管理的药品、药品管理制度<br>（6）进出口药品的管理<br>（7）指定药品检验机构检验的药品<br>（8）药品评价与再评价的组织及处理<br>（9）中药管理<br>（10）假药、劣药的认定及按假药、劣药论处的情形<br>（11）药品名称规定<br>（12）健康检查 |

❶ 为方便读者理解、记忆，本章相关法律、法规等内容前加标题或注释。
本章各节中的机构名称以该法律法规颁布时的文本中称谓为准。——编者注

续表

| 小单元 | 细目 | 要点 |
|---|---|---|
| （一）药品管理法 | 6. 药品包装的管理 | （1）直接接触药品的包装材料和容器<br>（2）药品包装、标签、说明书 |
| | 7. 药品价格和广告管理 | （1）药品价格管理依据及原则<br>（2）医疗机构价格管理<br>（3）禁止药品回扣<br>（4）药品广告的审批和内容管理<br>（5）发布处方药广告的刊物要求 |
| | 8. 药品监督 | （1）药品监管管理部门的权力和义务<br>（2）行政强制措施和紧急控制措施<br>（3）药品质量公告<br>（4）药品检验复验申请<br>（5）药品不良反应报告制度 |
| | 9. 法律责任 | （1）无证生产、销售药品的处罚<br>（2）生产、销售假药、劣药的处罚及对有关人员的处罚<br>（3）未实施有关质量管理规范的处罚<br>（4）从无证企业购进药品的处罚<br>（5）医疗机构配制制剂在市场销售的处罚<br>（6）药品经营企业违反购销记录和法定销售要求的处罚<br>（7）药品标识不符合法定要求的处罚<br>（8）违反药品价格管理规定的处罚<br>（9）有关单位和人员在药品购销中违法行为的处罚<br>（10）违反药品广告管理规定的处罚 |

# 第一节　中华人民共和国药品管理法

## 一、总则

（1）立法宗旨　为了加强药品管理，保证药品质量，保障公众用药安全和合法权益，保护和促进公众健康，制定本法。

（2）适用范围　适用于在中华人民共和国境内从事药品的研制、生产、经营、使用和监督管理活动的单位或者个人。

（3）药品监管体制　国务院药品监督管理部门（NMPA）主管全国药品监督管理工作。国务院有关部门在各自的职责范围内负责与药品有关的监督管理工作。国务院药品监督管理部门配合国务院有关部门，执行国家药品行业发展规划和产业政策。

省、自治区、直辖市人民政府药品监督管理部门负责本行政区域内的药品监督管理工作。设区的市级、县级人民政府承担药品监督管理职责的部门负责本行政区域内的药品监督管理工作。县级以上地方人民政府有关部门在各自职责范围内负责与药品有关的监督管理工作。

## 二、 药品生产企业管理

（1）从事药品生产活动应当具备以下条件

① 具有依法经过资格认定的药学技术人员、工程技术人员及相应的技术工人。

② 具有与其药品生产相适应的厂房、设施和卫生环境。

③ 具有能对所生产药品进行质量管理和质量检验的机构、人员以及必要的仪器设备。

④ 具有保证药品质量的规章制度，并符合国务院药品监督管理部门依据本法制定的药品生产质量管理规范要求。

（2）审批主体及许可证　药品生产企业须经所在地省、自治区、直辖市人民政府药品监督管理部门批准，取得药品生产许可证。无药品生产许可证的，不得生产药品。

《药品生产许可证》应标明有效期和生产范围，到期重新审查发证。

（3）GMP 认证　药品生产企业必须按 GMP 要求组织生产。药品监督管理部门按照规定对药品生产企业进行认证，认证合格的，发给认证证书。

（4）药品生产行为的管理

① 药品的生产：药品必须按照国家药品标准和经国务院药品监督管理部门批准的生产工艺进行生产。生产、检验记录应当完整准确，不得编造。

② 中药饮片炮制：必须按国家药品标准炮制，国家药品标准没有规定的，按省、自治区、直辖市人民政府药品监督管理部门制定的炮制规范炮制。省、自治区、直辖市人民政府药品监督管理部门制定的炮制规范应报国务院药品监督管理部门备案。不符合国家药品标准或者不按照省、自治区、直辖市人民政府药品监督管理部门制定的炮制规范炮制的，不得出厂、销售。

③ 原辅料要求：生产药品所需的原料、辅料，必须符合药用要求、药品生产质量管理规范的有关要求（原料、辅料和直接接触药品的包装材料和容器，必须符合药用要求，符合保障人体健康、安全的标准）。

④ 药品出厂前自检：药品生产企业必须对其生产的药品进行质量检验，不符合国家药品标准的，不得出厂。

## 三、药品经营企业管理

**1. 药品经营企业开办条件**

① 具有依法经过资格认定的药学技术人员；② 具有与所经营药品相适应的营业场所、设备、仓储设施、卫生环境；③ 具有与所经营药品相适应的质量管理机构（批专）或者人员（零专）；④ 具有保证所经营药品质量的规章制度。

同时应当遵循合理布局和方便群众购药的原则。

**2. 审批主体及许可证**

（1）药品批发企业 须经企业所在地省、自治区、直辖市人民政府药品监督管理部门批准并发给《药品经营许可证》；凭《药品经营许可证》到工商行政管理部门办理登记注册【省局工商局】。

（2）药品零售企业 须经企业所在地县级以上地方药品监督管理部门批准并发给《药品经营许可证》；凭《药品经营许可证》到工商行政管理部门办理登记注册【县以上】。

**3. GSP 认证**

药品经营企业必须按照国务院药品监督管理部门依据 GSP 经营药品。药品监督管理部门按 GSP 要求对药品经营企业进行认证，认证合格的，发给认证证书。

GSP 具体实施办法、实施步骤由国务院药品监督管理部门规定。

**4. 药品经营行为的管理（药品的购进、销售和保管）**

① 购进药品必须建立并执行进货检查验收制度，验明药品合格证明和其他标识；不符合规定要求的，不得购进。

② 购销记录：药品经营企业必须建立真实完整的购销记录，应有通用名、剂型、规格、批号、有效期、生产厂商、购（销）货单位、购（销）货数量、购销价格、购（销）货日期及国务院药品监督管理部门规定的其他内容。

③ 销售药品必须准确无误；正确说明用法、用量和注意事项；销售中药材，必须标明产地。

④ 调配处方经过核对，处方所列药品不得擅自更改或代用。对有配伍禁忌或者超剂量处方，应当拒绝调配；必要时经处方医师签名，方可调配。

⑤ 药品保管制度：药品经营企业必须制定和执行药品保管制度，采取必要的冷藏、防冻、防潮、防虫、防鼠等措施。

⑥ 药品检查制度：药品入库和出库必须执行检查制度。

**5. 城乡集贸市场销售药品的规定**

① 城乡集贸市场可以出售中药材，国务院另有规定除外。

② 城乡集贸市场不得出售中药材以外的药品，持有《药品经营许可证》的药品零售企业在规定范围内可以出售中药材以外的药品。（条件是：交通不便边远地区，城乡集贸市场内没有零售企业的，药品零售企业经审批可以设点出售规定范围内的非处方药。）

## 四、医疗机构药剂管理

### 1. 医疗机构配备药学技术人员的规定

医疗机构必须配备依法经过资格认定的药学技术人员。非药学技术人员不得直接从事药剂技术工作。

### 2. 配制制剂的必备条件

医疗机构配制制剂必须具有能够保证制剂质量的设施、管理制度、检验仪器和卫生条件。

### 3. 配制制剂的审批主体、程序及许可证

经所在地省、自治区、直辖市人民政府卫生行政部门审核同意，由省、自治区、直辖市人民政府药品监督管理部门批准，发给《医疗机构制剂许可证》。无《医疗机构制剂许可证》的，不得配制制剂【省厅同意省局批准】。

《医疗机构制剂许可证》应当标明有效期，到期重新审查发证。

### 4. 配制制剂的管理

（1）品种限制性规定　应当是本单位临床需要而市场上没有供应的品种。

（2）配制制剂审批　省厅同意省局批准。

（3）自配制剂使用　必须按照规定进行质量检验；合格的，凭医师处方在本医疗机构内部使用。

特殊情况下，经国务院或省、自治区、直辖市人民政府的药品监督管理部门批准，可以在指定医疗机构之间调剂使用【省以上局批准】。

（4）自配制剂销售　不得在市场销售。

### 5. 药品采购、保存及调配处方的管理

（1）采购　必须建立并执行进货检查验收制度，验明药品合格证明和其他标识；不符合规定要求的，不得购进和使用。

（2）保存　必须制定和执行药品保管制度，采取必要的冷藏、防冻、防潮、防虫、防鼠等措施。

（3）调配处方管理　必须经过核对，对处方所列药品不得擅自更改或代用。对有配伍禁忌或超剂量处方，应拒绝调配；必要时经医师更正或重新签字，方可调配。

## 五、药品管理 【两报两批】

**1. 新药研制、审批**

① 研制新药，必须按照国务院药品监督管理部门的规定报送研制方法、质量指标、药理及毒理试验结果等有关资料和样品，经批准后，方可进行临床试验【一次报批：临床试验批件】。

② 药物临床试验机构资格认定【国家局卫健委】方法由国务院药品监督管理部门、国务院卫生健康主管部门共同制定。

③ 完成临床试验并通过审批的新药，由国务院药品监督管理部门批准，发给新药证书【二次报批：新药证书】。

④ 药物非临床安全性评价研究机构和临床试验机构必须分别执行药物非临床研究质量管理规范、药物临床试验质量管理规范【GLP/GCP】。

**2. 生产新药和已有国家标准药品的审批**

须经国务院药品监督管理部门批准，并发给药品批准文号（生产没有实施批准文号管理的中药材和中药饮片除外）。

实施批准文号管理的中药材、中药饮片品种目录由国务院药品监督管理部门会同国务院中医药管理部门制定。

**3. 国家药品标准制定、修订的机构**

① 药品必须符合：国家药品标准。

② 国家药品标准制定和修订：由国家药典委员会负责。

③ 国家药品标准包括：《中国药典》和国家药品监督管理局颁布的其他药品标准。

**4. 购药渠道**

药品生产企业、药品经营企业、医疗机构必须从具有药品生产、经营资格的企业购进药品（没有实施批准文号管理的中药材除外）。

注意：没有实施批准文号管理的中药饮片也须从有资格的企业购进。

**5. 特殊管理的药品、药品管理制度**

① 麻醉药品、精神药品、医疗用毒性药品、放射性药品实行特殊管理，管理办法由国务院制定。注意：戒毒药品不属于特殊管理药品范围，但麻醉性戒毒药品按麻醉药品管理。

② 国家对药品实行处方药与非处方药分类管理制度。办法由国务院制定。

③ 国家实行药品储备制度。

**6. 进出口药品管理**

【国家局《进口药品注册证》→ 口岸局《进口药品通关单》→ 海关凭单

放行】

① 审批机构：由国家药品监督管理局核发《进口药品注册证》。

② 不须申请《进口药品注册证》进口的药品是：医疗单位临床急需或者个人自用进口的少量药品（按照国家有关规定办理进口手续）。

③ 进口药品的程序：必须从允许药品进口的口岸进口，并由进口药品的企业向口岸所在地药品监督管理部门登记备案。海关凭药品监督管理部门出具的《进口药品通关单》放行。无《进口药品通关单》的，海关不得放行。

口岸所在地药品监督管理部门应通知药品检验机构对进口药品逐批进行抽查检验，并收取检验费。

允许进口的口岸由国务院药品监督管理部门会同海关总署提出，报国务院批准。

④ 禁止进口疗效不确切、不良反应大或者其他原因危害人体健康的药品。

⑤ 对国内供应不足的药品，国务院有权限制或者禁止出口。

⑥ 进口、出口麻醉药品和国家规定范围内的精神药品：必须持有国务院药品监督管理部门发给的《进口准许证》《出口准许证》。注意：进口麻醉药品和国家规定范围内的精神药品既要《进口药品注册证》，又要《进口准许证》。

**7. 特定监督检验**

国务院药品监督管理部门对下列药品在销售前或者进口时，指定药品检验机构进行检验；检验不合格的，不得销售或者进口。

① 国务院药品监督管理部门规定的生物制品。

② 首次在中国销售的药品。

③ 国务院规定的其他药品。

前款所列药品的检验费项目和收费标准由国务院财政部门会同国务院价格主管部门核定并公告。检验费收缴办法由国务院财政部门会同国务院药品监督管理部门制定。

**8. 药品评价与再评价的组织及处理**

国务院药品监督管理部门组织药学、医学和其他技术人员，对新药进行审评，对已经批准生产的药品进行再评价。

国务院药品监督管理部门对已经批准生产或者进口的药品，应当组织调查；对疗效不确切、不良反应大或者其他原因危害人体健康的药品，应当撤销批准文号或者进口药品注册证书。

已被撤销批准文号或者进口药品注册证书的药品，不得生产或者进口、销售和使用；已经生产或者进口的药品，由当地药品监督管理部门监督销毁或者处理。

**9. 中药管理**

① 实行中药品种保护制度。

② 新发现和从国外引种的药材，经国务院药品监督管理部门审核批准后，方可销售。

③ 地区性民间习用药材的管理方法，由国务院药品监督管理部门会同国务院中医药管理部门制定。

**10. 假药、劣药的认定及按假药、劣药论处的情形**

确认假药【成分不符；冒充药品】：①药品所含成分与国家药品标准规定的成分不符的；②以非药品冒充药品或者以他种药品冒充此种药品的。

假药论处的六种情形【该批未批、该检未检，该批文未批文，夸大适应证，污染变质，禁止使用】：①国务院药品监督管理部门规定禁止使用的；②依照本法必须批准而未经批准生产、进口，或者依照本法必须检验而未经检验即销售的；③变质的；④被污染的；⑤使用依照本法必须取得批准文号而未取得批准文号的原料药生产的；⑥所标明的适应证或者功能主治超出规定范围的。

确认劣药【含量不符】：药品成分的含量不符合国家药品标准的。

劣药论处六种情形【无期、改期，过期，无批号、改批号，擅添物料，未批内包材，不符药标准】：①未标明有效期或者更改有效期的；②不注明或者更改生产批号的；③超过有效期的；④直接接触药品的包装材料和容器未经批准的；⑤擅自添加着色剂、防腐剂、香料、矫味剂及辅料的；⑥其他不符合药品标准规定的。

**11. 药品名称规定**

① 列入国家药品标准的药品名称为药品通用名称。

② 已经作为药品通用名称的，该名称不得作为药品商标使用。

**12. 健康检查**

① 药品生产企业、药品经营企业和医疗机构直接接触药品的工作人员必须每年进行健康检查。

② 患有传染病或者其他可能污染药品的疾病的，不得从事直接接触药品的工作。

# 六、药品包装的管理

**1. 直接接触药品包装材料和容器**

① 必须符合药用要求，符合保障人体健康、安全的标准，并由药品监督管理部门在审批药品时一并审批。

② 必须经过批准：药品生产企业不得使用未经批准的直接接触药品的包装材料和容器。

③ 不合格停止使用：对不合格的直接接触药品的包装材料和容器，由药品监督管理部门责令停止使用。

**2. 药品包装、标签、说明书**

① 药品包装：必须按照规定印有或贴有标签并附有说明书。必须适合药品质量的要求，方便储存、运输和医疗使用。

② 药品标签或者说明书上必须注明的内容【不良禁忌两期名，两批注意分两用】：药品的通用名称、成分、规格、生产企业、批准文号、产品批号、生产日期、有效期、适应证或者功能主治、用法、用量、禁忌、不良反应和注意事项。

③ 药品标签必须印有规定的标志的药品有【毒麻精放外 OTC】：麻醉药品、精神药品、医疗用毒性药品、放射性药品、外用药品和非处方药。

## 七、药品价格与广告管理

**1. 药品价格管理依据及原则**

依据《中华人民共和国价格法》，依法实行政府定价、政府指导价、市场调节价。

（1）政府定价和政府指导价　①政府价格主管部门制定，药品生产、经营企业和医疗机构必须执行，不得以任何形式擅自提高价格。②政府价格主管部门应当依照《中华人民共和国价格法》规定的定价原则，依据社会平均成本、市场供求状况和社会承受能力合理制定和调整价格，做到质价相符，消除虚高价格，保护用药者的正当利益。③药品生产企业应当依法向政府价格主管部门如实提供药品的生产经营成本，不得拒报、虚报、瞒报。④药品的生产企业、经营企业、医疗机构应当依法向政府价格主管部门提供其药品的实际购销价格和购销数量等资料。

（2）市场调节价　按照公平、合理、诚实信用，质价相符的原则制定价格。

药品的生产企业、经营企业、医疗机构应当遵守国务院价格主管部门关于药价管理的规定，制定和标明药品零售价格，禁止暴利和损害用药利益的价格欺诈行为。

**2. 医疗机构价格管理**

医疗机构向患者提供所用药品的价格清单；医疗保险定点医疗机构还应按照规定的办法如实公布其常用药品的价格，加强合理用药的管理。具体办法由国务院卫生行政部门规定。

**3. 禁止药品回扣**

禁止药品的生产企业、经营企业和医疗机构在药品购销中账外暗中给予、收受回扣或者其他利益。

**4. 药品广告的审批和内容管理**

（1）审批 须经企业所在地省、自治区、直辖市人民政府药品监督管理部门批准，并发给药品广告批准文号；未取得药品广告批准文号的，不得发布。

（2）内容 药品广告的内容必须真实、合法，以国务院药品监督管理部门批准的说明书为准，不得含有虚假的内容。

（3）药品广告禁止性规定 ①不科学的表示功效的断言或者保证；②利用国家机关、医药科研单位、学术机构或者专家、学者、医师、患者的名义和形象作证明【特殊单位或个人作证】；③非药品广告不得有涉及药品的宣传。

（4）广告监督 省、自治区、直辖市人民政府药品监督管理部门对于违反本法和《中华人民共和国广告法》的广告，应当向广告监督管理机关通报并提出处理建议，广告监督管理机关应当依法做出处理（县以上工商部门监管——广告法）。

**5. 发布处方药广告的刊物要求**

处方药可以在国务院卫生行政部门和国务院药品监督管理部门共同指定的医学、药学专业刊物上介绍，但不得在大众传播媒介发布广告或者以其他方式进行以公众为对象的广告宣传。

## 八、药品监督

**1. 药品监督管理部门的权力和义务**

（1）监督检查的权力 药品监督管理部门有权按照法律、行政法规的规定对报经其审批的药品研制和药品的生产、经营以及医疗机构使用药品的事项进行监督检查，有关单位和个人不得拒绝和隐瞒。

（2）抽查检验的权力 药品监督管理部门根据监督检查的需要，可以对药品质量进行抽查检验。

（3）认证跟踪检查的权力 药品监督管理部门应当对经其认证（GMP、GSP）合格的药品生产企业、药品经营企业进行认证后的跟踪检查。

（4）保密义务 药品监督管理部门进行监督检查时，必须出示证明文件，对监督检查中知悉的被检查人的技术秘密和业务秘密应当保密。

（5）根据监督检查的需要，可以对药品质量进行抽查检验。

**2. 行政强制措施和紧急控制措施**

（1）行政强制措施　对有证据证明可能危害人体健康的药品及有关资料可以采取查封、扣押的行政强制措施，并在七日内作出行政处理决定；药品需要检验的自检验报告发出之日起十五日内作出行政处理决定。

（2）紧急控制措施　对已确认发生严重不良反应的药品，国务院或者省、自治区、直辖市人民政府的药品监督管理部门可以采取停止生产、销售、使用的紧急控制措施，并应当在五日内组织鉴定，自作出鉴定结论之日起十五日内依法作出行政处理决定。

**3. 药品质量公告**

国务院和省、自治区、直辖市人民政府的药品监督管理部门应当定期公告药品质量抽查检验的结果；公告不当的，必须在原公告范围内予以更正。

**4. 药品检验复验申请**

当事人对药品检验机构的检验结果有异议的，可以自收到药品检验结果之日起七日内向原药品检验机构或者上一级药品监督管理部门设置或者确定的药品检验机构申请复验，也可以直接向国务院药品监督管理部门设置或者确定的药品检验机构申请复验。受理复验的药品检验机构必须在国务院药品监督管理部门规定的时间内作出复验结论。

**5. 药品不良反应报告制度**

国家实行药品不良反应报告制度。药品生产企业、药品经营企业和医疗机构必须经常考察本单位所生产、经营、使用的药品质量、疗效和反应。发现可能与用药有关的严重不良反应，必须及时向当地省、自治区、直辖市人民政府药品监督管理部门和卫生行政部门报告。

## 九、法律责任

违反《药品管理法》应承担的法律责任有三种：刑事责任、民事责任和行政责任。

**1. 无证生产、销售药品的处罚【取缔、罚、没、刑】**

① 依法予以取缔。

② 没收违法生产、销售的药品和违法所得（包括生产者专门用于生产假药、劣药的原辅材料、包装材料、生产设备）。

③ 并处违法生产、销售的药品（包括已售出的和未售出的药品，下同）货值金额二倍以上五倍以下的罚款。

④ 构成犯罪的，依法追究刑事责任。

**2. 生产、销售假药的处罚【罚、没、停、吊、刑】**

① 没收违法生产、销售的药品和违法所得，并处违法生产、销售药品货值金额二倍以上五倍以下的罚款。

② 有药品批准证明文件的予以撤销，并责令停产、停业整顿。

③ 情节严重的，吊销《药品生产许可证》《药品经营许可证》或者《医疗机构制剂许可证》。

④ 构成犯罪的，依法追究刑事责任。

**3. 生产、销售劣药的处罚【罚、没、停、吊、刑】**

① 没收违法生产、销售的药品和违法所得，并处违法生产、销售药品货值金额一倍以上三倍以下的罚款。

② 情节严重的，责令停产、停业整顿或者撤销药品批准证明文件、吊销《药品生产许可证》《药品经营许可证》或者《医疗机构制剂许可证》。

③ 构成犯罪的，依法追究刑事责任。

**4. 对有关人员的处罚**

从事生产、销售假药及生产、销售劣药情节严重的企业或者其他单位，其直接负责的主管人员和其他直接责任人员十年内不得从事药品生产、经营活动。

知道或应当知道属于假劣药品而为其提供运输、保管、仓储等便利条件的，没收全部运输、保管、仓储的收入，并处违法收入百分之五十以上三倍以下的罚款；构成犯罪的，依法追究刑事责任。

**5. 未实施有关质量管理规范的处罚**

药品的生产企业、经营企业、药物非临床安全性评价研究机构、药物临床试验机构未按照规定实施 GMP、GSP、GLP、GCP 的，给予警告，责令限期改正；逾期不改正的，责令停产、停业整顿，并处五千元以上二万元以下的罚款；情节严重的，吊销《药品生产许可证》《药品经营许可证》和药物临床试验机构的资格。

**6. 从无证的企业购进药品的处罚**

责令改正，没收违法购进的药品，并处违法购进药品货值金额二倍以上五倍以下的罚款；有违法所得的，没收违法所得；情节严重的，吊销《药品生产许可证》《药品经营许可证》或者医疗机构执业许可证书。

**7. 医疗机构配制制剂在市场销售的处罚**

责令改正，没收违法销售的制剂，并处违法销售制剂货值金额一倍以上三倍以下的罚款；有违法所得的，没收违法所得。

**8. 药品经营企业违反购销记录和法定销售要求的处罚**

责令改正，给予警告；情节严重的，吊销《药品经营许可证》。

**9. 药品标识不符合法定要求的处罚**

除依法应当按照假药、劣药论处的外，责令改正，给予警告；情节严重的，撤销该药品的批准证明文件。

**10. 违反药品价格管理规定的处罚**

按照《中华人民共和国价格法》的规定处罚。

**11. 有关单位和人员在药品购销中违法行为的处罚**

（1）对收受回扣的单位的处罚 药品的生产企业、经营企业、医疗机构在药品购销中暗中给予、收受回扣或者其他利益的，药品的生产企业、经营企业或者其代理人给予使用其药品的医疗机构的负责人、药品采购人员、医师等有关人员以财物或者其他利益的，由工商行政管理部门处一万元以上二十万元以下的罚款，有违法所得的，予以没收；情节严重的，由工商行政管理部门吊销药品生产企业、药品经营企业的营业执照，并通知药品监督管理部门，由药品监督管理部门吊销其《药品生产许可证》《药品经营许可证》；构成犯罪的，依法追究刑事责任。

（2）对收受回扣的个人的处罚 ①药品的生产企业、经营企业的负责人、采购人员等有关人员在药品购销中收受其他生产企业、经营企业或者其代理人给予的财物或者其他利益的，依法给予处分，没收违法所得；构成犯罪的，依法追究刑事责任。②医疗机构的负责人、药品采购人员、医师等有关人员收受药品生产企业、药品经营企业或者其代理人给予的财物或者其他利益的，由卫生行政部门或者本单位给予处分，没收违法所得；对违法行为情节严重的执业医师，由卫生行政部门吊销其执业证书；构成犯罪的，依法追究刑事责任。

**12. 违反药品广告管理规定的处罚**

① 违反本法有关药品广告的管理规定的，依照《中华人民共和国广告法》的规定处罚，并由发给广告批准文号的药品监督管理部门撤销广告批准文号，一年内不受理该品种的广告审批申请。

② 构成犯罪的，依法追究刑事责任。

③ 药品监督管理部门对药品广告不依法履行审查职责，批准发布的广告有虚假或者其他违反法律、行政法规的内容的，对直接负责的主管人员和其他直接负责人员依法给予行政处分；构成犯罪的，贪污追究刑事责任。

| 小单元 | 细目 | 要点 |
|---|---|---|
| （二）药品管理法实施条例 | 1. 总则 | 药品检验机构的设置及确定 |
| | 2. 药品生产企业管理 | （1）《药品生产许可证》的有效期及变更<br>（2）GMP 认证机构及程序<br>（3）药品委托生产的规定 |
| | 3. 药品经营企业管理 | （1）《药品经营许可证》的有效期及变更<br>（2）GSP 认证机构及程序<br>（3）非处方药分类<br>（4）零售处方药、非处方药的人员配备<br>（5）城乡集贸市场零售药品的规定 |
| | 4. 医疗机构药剂管理 | （1）《医疗机构制剂许可证》的有效期及变更<br>（2）医疗机构制剂审批和调剂使用的规定<br>（3）医疗机构审核调配处方人员的资质<br>（4）医疗机构购药记录的规定<br>（5）医疗机构处方调配的规定<br>（6）个人设置的门诊部、诊所配备药品的品种 |
| | 5. 药品管理 | （1）新药监测期的规定<br>（2）申请药品进口及医疗机构急需药品进口的规定<br>（3）在销售前或进口时须按国家规定进行检验或审批的生物制品<br>（4）药品的再评价<br>（5）药品批准文号、《进口药品注册证》《医药产品注册证》及有效期<br>（6）非药品不得宣传的内容 |
| | 6. 药品包装的管理 | （1）直接接触药品的包装材料和容器的标准及注册<br>（2）中药饮片包装及标签<br>（3）药品包装、标签、说明书印制及药品商品名称<br>（4）医疗机构配制制剂的包装、标签、说明书 |
| | 7. 药品价格和广告管理 | （1）实行政府定价或政府指导价的药品范围<br>（2）药品政府定价和政府指导价制定、调整方式<br>（3）发布药品广告的审批<br>（4）应立即停止发布的药品广告 |

续表

| 小单元 | 细目 | 要点 |
|---|---|---|
| （二）药品管理法实施条例 | 8. 药品监督 | （1）药品抽样的规定<br>（2）药品质量公告<br>（3）采取查封、扣押的行政强制措施<br>（4）药品检验费用的规定 |
| | 9. 法律责任 | （1）新开办企业在规定时间内未通过 GMP、GSP 认证仍生产经营药品的处罚<br>（2）违反集贸市场设点零售药品的处罚<br>（3）医疗机构擅自使用其他医疗机构配制制剂以及使用假劣药品的处罚<br>（4）违反个体诊所有关规定的处罚<br>（5）不办理许可事项变更手续的处罚<br>（6）从重处罚的规定<br>（7）无过错销售、使用假劣药品的处理 |

# 第二节　中华人民共和国药品管理法实施条例

## 一、总则

药品检验机构的设置及确定：

① 国务院药品监督管理部门设置国家药品检验机构。

② 省级药品监督管理部门设置本行政区域内药品检验机构。

③ 国务院和省、自治区、直辖市人民政府的药品监督管理部门可以根据需要，确定符合药品检验条件的检验机构承担检验工作。

## 二、药品生产企业管理

（1）开办药品生产企业申请　向省、自治区、直辖市人民政府药品监督管理部门（审批主体）提出筹建申请；完成筹建后向原审批门申请验收。

（2）《药品生产许可证》许可事项变更　药品生产企业变更《药品生产许可证》许可事项的，在许可事项发生变更 30 日前，向原发证机关申请《药品生产许可证》变更登记。未经批准，不得变更许可事项。

（3）药品生产企业 GMP 认证

① 认证机构【省局】：省级以上人民政府药品监督管理部门。

② 国家药品监督管理局认证【两射一生】：注射剂、放射性药品和规定的

生物制品。

③ 省级药品监督管理局：负责组织除上述药品以外的其他药品认证。

④ 新开办药品生产企业和新建药品生产车间或者新增生产剂型申请 GMP 认证的时间：应当自取得药品生产证明文件或者经批准正式生产之日起 30 日内，按照规定申请认证。

⑤ 审批时间：受理申请的药品监督管理部门应当自收到企业申请之日起 6 个月内进行认证；认证合格的，发给认证证书。

（4）《药品生产许可证》有效期

①《药品生产许可证》有效期为 5 年。

② 有效期届满，需要继续生产药品的，持证企业应当在许可证有效期届满前 6 个月，按照国务院药品监督管理部门的规定申请换发《药品生产许可证》。

③ 药品生产企业终止生产药品或者关闭的，《药品生产许可证》由原发证部门缴销。

（5）药品委托生产的规定

① 受托方的条件：受托方必须是持有与其受托生产的药品相适应的《药品生产质量管理》认证证书的药品生产企业。

② 不得委托生产的药品：疫苗、血液制品和国务院药品监督管理部门规定的其他药品。

③ 委托生产的批准部门：国家局及国家局授权的省局。

## 三、药品经营企业管理

**1. 《药品经营许可证》的有效期及变更**

① 变更《药品经营许可证》许可事项的：应当在许可事项发生变更 30 日前，向原发证机关申请《药品经营许可证》变更登记。

②《药品经营许可证》有效期为 5 年，届满前 6 个月，申请换发。

③ 药品经营企业终止经营药品或者关闭的：《药品经营许可证》由原发证机关缴销。

**2. 药品经营企业 GSP 认证**

（1）认证机构【省局】　省、自治区、直辖市人民政府药品监督管理部门。

（2）新开办药品批发企业和药品零售企业申请 GSP 认证的时间　应当自取得《药品经营许可证》之日起 30 日内，向发给其《药品经营许可证》的药品监督管理部门或者药品监督管理机构申请《药品经营质量管理规范》认证。

（3）审批时间　①受理机构自收到申请之日起 7 个工作日内，将申请移送负责组织认证工作的省、自治区、直辖市人民政府药品监督管理部门。②省、自治区、直辖市人民政府药品监督管理部门应当自收到认证申请之日起 3 个月内，组织认证。

**3. 非处方药分类**

国家根据非处方药安全性分为甲类非处方药和乙类非处方药。

**4. 零售药品的人员配备**

① 经营处方药、甲类非处方药的药品零售企业：应当配备执业药师或者其他依法经资格认定的药学技术人员。

② 经营乙类非处方药的药品零售企业：应当配备设区市级药品监督管理机构或省、自治区、直辖市人民政府药品监督管理部门直接设置的县级药品监督管理机构组织考核合格的业务人员。

**5. 城乡集贸市场零售药品的规定**

① 前提条件：交通不便的边远地区，城乡集市贸易市场没有药品零售企业的。

② 审批及销售药品范围：经所在地县（市）药品监督管理机构批准并到工商行政管理部门办理登记注册后，可以在批准经营的药品范围内销售非处方药品。

## 四、医疗机构的药剂管理

**1. 《医疗机构制剂许可证》的有效期及变更**

（1）有效期　有效期 5 年，届满前 6 个月申请换发。

（2）变更　变更许可事项的，应当在许可事项发生变更 30 日前，向原审核、批准机关申请《医疗机构制剂许可证》变更登记；未经批准，不得变更许可事项。原审核、批准机关应当在各自收到申请之日起 15 个工作日内作出决定。医疗机构新增配制剂型或者改变配制场所的，应当经所在地省、自治区、直辖市人民政府药品监督管理部门验收合格后，依照规定办理《医疗机构制剂许可证》变更登记。

**2. 医疗机构制剂审批和调剂使用的规定**

（1）《医疗机构制剂许可证》的审批　应当向所在地省、自治区、直辖市人民政府卫生行政部门提出申请，经审核同意后，报同级人民政府药品监督管理部门审批。省、自治区、直辖市人民政府药品监督管理部门验收合格的，予以批准，发给《医疗机构制剂许可证》。

医疗机构终止配制制剂或者关闭的，《医疗机构制剂许可证》由原发证机关缴销。

（2）医疗机构配制制剂批准文号管理　必须经所在地省、自治区、直辖市人民政府药品监督管理部门批准，并发给制剂批准文号后，方可配制。

（3）医疗机构配制的制剂禁止性规定　不得在市场上销售或者变相销售，不得发布医疗机构制剂广告。

（4）医疗机构制剂的调剂使用规定　①发生灾情、疫情、突发事件或者临床急需而市场没有供应时；②经国务院或者省、自治区、直辖市人民政府的药品监督管理部门批准；③在规定期限内；④医疗机构配制的制剂可以在指定的医疗机构之间调剂使用；⑤国务院药品监督管理部门规定的特殊制剂的调剂使用以及省、自治区、直辖市之间医疗机构制剂的调剂使用，必须经国务院药品监督管理部门批准。

**3. 审核调配处方人员的资质**

必须是依法经过资格认定的药学技术人员。

**4. 医疗机构购药记录的规定**

① 要求：必须有真实、完整的药品购进记录。

② 内容：药品购进记录必须注明药品的通用名称、剂型、规格、批号、有效期、生产厂商、供货单位、购货数量、购进价格、购货日期以及国务院药品监督管理部门规定的其他内容。

**5. 处方调配的规定**

医疗机构向患者提供的药品应当与诊疗范围相适应，并凭执业医师或者执业助理医师的处方调配。

**6. 个人设置的门诊部、诊所配备药品的品种**

常用药品和急救药品。其他药品不得配备。

## 五、药品管理

新药：临床试验管理经国务院药品监督管理部门批准（药物临床试验申请经国务院药品监督管理部门批准后，申报人应当在经依法认定的具有药物临床试验资格的机构中选择承担药物临床试验的机构，并将该临床试验机构报国务院药品监督管理部门和国务院卫生行政部门备案）。生产已有国家标准药品：报送有关资料并提供相关证明文件，审核合格后发给批准文号。

**1. 新药监测期的规定**

（1）设立监测期的目的　国务院药品监督管理部门根据保护公众健康的要求。

（2）监测期　不超过5年的监测期（在监测期内，不得批准其他企业生产和进口）。

**2. 申请药品进口及医疗机构急需药品进口的规定**

（1）进口药品的条件　①申请进口的药品，应当是在生产国家或者地区获得上市许可的药品；②未在生产国家或者地区获得上市许可的，经国务院药品监督管理部门确认该药品品种安全、有效而且临床需要的，可以依照《药品管理法》及本条例的规定批准进口。

（2）医疗机构因临床急需进口少量药品的　①应当持《医疗机构执业许可证》向国务院药品监督管理部门提出申请，经批准后，方可进口；②进口的药品应当在指定医疗机构内用于特定医疗目的。

（3）注册证管理　①进口药品，应当按照国务院药品监督管理部门的规定申请注册；②国外企业生产的药品取得《进口药品注册证》；③中国香港、澳门和台湾地区企业生产的药品取得《医药产品注册证》后，方可进口。

**3. 在销售前或者进口时应当按照规定进行检验或者审核批准的生物制品**

（1）范围　疫苗、血液制品、用于血源筛查的体外诊断试剂以及国务院药品监督管理部门规定的其他生物制品。

（2）由国务院药品监督管理部门指定药品检验机构检验（检验不合格或者未获批准的，不得销售或者进口）。

**4. 药品的再评价**

国家药监局对已批准生产、销售的药品进行再评价，根据再评价的结果，可以采取责令修改说明书，暂停生产、销售和使用的措施；对不良反应大或者其他原因危害人体健康的药品，应当撤销该药品批准证明文件。

**5. 药品批准文号、《进口药品注册证》《医药产品注册证》及有效期**

① 批准文号、《进口药品注册证》《医药产品注册证》的有效期为 5 年；期满前 6 个月申请再注册。

② 实施批准文号管理的中药材：对集中规模化栽培养殖、质量可以控制并符合国务院药品监督管理部门规定条件的中药材品种，实行批准文号管理。

③ 未申请再注册的、经审查不符合注册规定的：注销药品批准文号、《进口药品注册证》或者《医药产品注册证》。

**6. 非药品不得宣传的内容**

不得在其包装、标签、说明书及有关宣传资料上进行含有预防、治疗、诊断人体疾病等有关内容的宣传；但是，法律、行政法规另有规定的除外。

## 六、药品包装的管理

**1. 直接接触药品的包装材料和容器的标准及注册**

① 必须符合药用要求和保障人体健康、安全的标准。

② 经国务院药品监督管理部门批准注册。

**2. 中药饮片包装及标签**

① 应当选用与药品性质相适应的包装材料和容器。

② 中药饮片包装标签必须注明：品名、规格、产地、生产企业、产品批号、生产日期，实施批准文号管理的中药饮片还必须注明药品批准文号。

**3. 药品包装、标签、说明书印制及药品商品名称**

药品包装、标签、说明书印制：必须依照《药品管理法》第五十四条（主要是印制的内容）和国务院药品监督管理部门（内容、格式）的规定印制。药品商品名称应当符合国务院药品监督管理部门的规定。

**4. 医疗机构配制制剂的包装、标签、说明书**

① 医疗机构配制制剂所使用的直接接触药品的包装材料和容器、制剂的标签和说明书应当符合《药品管理法》的有关规定。

② 经省、自治区、直辖市人民政府药品监督管理部门批准。

## 七、药品价格和广告管理

药品价格管理包括政府定价、政府指导价或者市场调节价三种情况。

**1. 实行政府定价或政府指导价的药品范围**

列入国家基本医疗保险药品目录的药品以及国家基本医疗保险药品目录以外具有垄断性生产、经营的药品。

**2. 药品政府定价和政府指导价制定、调整方式**

① 依法实行政府定价或者政府指导价的药品，由政府价格主管部门依法制定和调整价格，体现对药品社会平均销售费用率、销售利润率和流通差率的控制。具体定价办法由国务院价格主管部门依法制定。

② 对实行政府定价和政府指导价的药品价格，政府价格主管部门制定和调整药品价格时，应当组织药学、医学、经济学等方面专家进行评审和论证。必要时听取药品生产企业、经营企业和医疗机构、公民以及其他有关单位及人员的意见。

③ 价格监测定点单位：政府价格主管部门可以指定部分药品生产企业、经营企业和医疗机构作为价格监测定点单位；定点单位应当给予配合、支持，如实提供有关信息资料。

④ 政府定价和政府指导价的药品价格公布：依法实行政府定价和政府指导价制定后，由政府价格主管部门依照《价格法》第二十四条的规定，在指定的刊物上公布并明确该价格施行的日期。

**3. 发布药品广告的审批**

① 药品广告审批【省局】：应当向药品生产企业所在地省、自治区、直辖市人民政府药品监督管理部门报送有关材料。

② 药品广告批准文号：省、自治区、直辖市人民政府药品监督管理部门应当自收到有关材料之日起 10 个工作日内做出是否核发药品广告批准文号的决定；核发药品广告批准文号的，应当同时报国务院药品监督管理部门备案。

③ 进口药品广告申请：向进口药品代理机构所在地省、自治区、直辖市人民政府药品监督管理部门申请药品广告批准文号。

④ 跨省发布药品广告【异地广告应在发布地省局备案】：在药品生产企业所在地和进口药品代理机构所在地以外的省、自治区、直辖市发布药品广告的，发布广告的企业应当在发布前向发布地省、自治区、直辖市人民政府药品监督管理部门备案。

**4. 应立即停止发布的药品广告**

未经省、自治区、直辖市人民政府药品监督管理部门批准的药品广告，使用伪造、冒用、失效的药品广告批准文号的广告，或者因其他广告违法活动被撤销药品广告批准文号的广告，发布广告的企业、广告经营者、广告发布者必须立即停止该药品广告的发布。

经国务院或者省、自治区、直辖市人民政府的药品监督管理部门决定，责令暂停生产、销售和使用的药品，在暂停期间不得发布该品种药品广告；已经发布广告的，必须立即停止。（对违法发布药品广告，情节严重的，省、自治区、直辖市人民政府药品监督管理部门可以予以公告。）

## 八、药品监督

**1. 药品抽样的规定**

① 必须由两名以上监督检查人员实施，并按照国务院药品监督管理部门的规定进行抽样；被抽检方应当提供抽检样品，不得拒绝。

② 没有正当理由拒绝检查的处理：药品被抽检单位没有正当理由，拒绝抽查检验的，国务院和省级药品监督管理部门可以宣布停止该单位拒绝抽检药品上市销售和使用。

**2. 药品质量公告**

国务院和省、自治区、直辖市人民政府药品监督管理部门应根据抽检结果定期发布药品质量公告。内容包括：品名、检品来源、生产企业、生产批号、规格、检验机构、检验依据、检验结果、不合格项目等内容。（公告不当的，发现之日起 5 日内，在原范围内予以更正。）

**3. 采取查封、扣押的行政强制措施**

药品监督部门依法对有证据证明可能危害人体健康的药品及其有关证据材料采取查封、扣押的行政强制措施，应当自采取行政强制措施之日起 7 日内作出是否立案的决定；需要检验的，应当自检验报告书发出之日起 15 日内作出是否立案的决定。

**4. 药品检验费用的规定**

① 抽查检验：不收费。

② 申请复验的，应当按照国务院有关部门或者省、自治区、直辖市人必政府有关部门的规定，向复验机构预先支付药品检验费用。复验结论与原检验结论不一致的，复验检验费用由原药品检验机构承担。

③ 可以收费的范围：依据《药品管理法》和本条例的规定核发证书、进行药品注册、药品认证和实施药品审批检验及其强制性检验，可以收取费用。

## 九、法律责任

**1. 新开办企业在规定时间内未通过 GMP、GSP 认证仍生产经营药品的处罚**

按《药品管理法》第七十九条（警告、责令限期改正；逾期不改的，责令停产、停业整顿，并处五千以上二万以下罚款；情节严重的吊销许可证）处罚的情况：

① 开办药品生产企业未按规定时间进行 GMP 认证的。

② 药品生产企业新建车间、新增剂型的未按规定时间进行 GMP 认证的。

③ 开办药品经营企业未按规定时间进行 GSP 认证的。

④ 擅自进行临床试验的、承担药物临床试验的机构。

**2. 违反集贸市场设点零售药品的处罚**

擅自在城乡集贸市场设点销售药品或设点销售的药品超出批准经营的药品范围的，按无证经营处罚。

**3. 医疗机构擅自使用其他医疗机构配制制剂以及使用假劣药品的处罚**

① 擅自使用其他单位医院配制的制剂的，按违法购进药品处罚。

② 医疗机构使用假药、劣药，按生产、销售假药、劣药处罚。

**4. 违反个体诊所有关规定的处罚**

个人设置的门诊部、诊所等医疗机构向患者提供的药品超出规定的范围和品种的，依照《药品管理法》第七十三条的规定进行处罚（按照无证经营，依法取缔，没收违法所得，并处销售药品货值金额二倍以上五倍以下罚款；构成犯罪的依法追究刑事责任）。

**5. 不办理许可事项变更手续的处罚**

① 给予警告，责令限期补办。

② 逾期不补办的，宣布其许可证无效。

③ 仍从事生产经营活动的，按无证经营处罚。

**6. 从重处罚的规定【特殊药品、特殊人群、特殊情节】**

① 以麻醉药品、精神药品、医疗用毒性药品、放射性药品冒充其他药品，或者以其他药品冒充上述药品的。【特药假药】

② 生产、销售以孕产妇、婴幼儿及儿童为主要使用对象的假药、劣药的。

③ 生产、销售的生物制品、血液制品属于假药、劣药的。

④ 生产、销售、使用假药、劣药，造成人员伤害后果的。

⑤ 生产、销售、使用假药、劣药，经处理后重犯的。

⑥ 拒绝、逃避监督检查，或者伪造、销毁、藏匿有关证据材料的，或者擅自动用查封、扣押物品的。

**7. 无过错销售、使用假药、劣药的处理**

① 前提：未违反《药品管理法》和本条例的有关规定，并有充分证据证明其不知道所销售或者使用的药品是假药、劣药的。

② 应当没收其销售或者使用的假药、劣药和违法所得；但是，可以免除其他行政处罚。

## 十、附则

**1. 用语的含义**

药品合格证明和其他标识：是指药品生产批准证明文件、药品检验报告书、药品的包装、标签和说明书。

新药：是指未曾在中国境内上市销售的药品。

处方药：是指凭执业医师和执业助理医师处方方可购买、调配和使用的药品。

非处方药：是指由国务院药品监督管理部门公布的，不需要凭执业医师和执业助理医师处方，消费者可以自行判断、购买或使用的药品。

医疗机构制剂：是指医疗机构根据本单位临床需要经批准而配制、自用的固定处方制剂。

药品认证：是指药品监督管理部门对药品研制、生产、经营、使用单位实施相应质量管理规范进行检查、评价并决定是否发给相应认证证书的全过程。

药品经营方式：是指药品批发和药品零售。

药品经营范围：是指经药品监督管理部门核准经营药品的品种类别。

药品批发企业：是指将购进的药品销售给药品生产企业、药品经营企业、医疗机构的药品经营企业。

药品零售企业：是指将购进的药品直接销售给消费者的药品经营企业。

**2. 时间效力范围**

2002 年 9 月 15 日起施行。

| 小单元 | 细目 | 要点 |
|---|---|---|
| （三）中华人民共和国刑法（节选） | 1. 生产、销售伪劣商品罪 | （1）生产、销售假药罪<br>（2）生产、销售劣药罪<br>（3）生产、销售假药、劣药未构成相应犯罪的定罪处罚 |
| | 2. 扰乱市场秩序罪 | 非法经营罪 |
| | 3. 走私、贩卖、运输、制造毒品罪 | 非法提供麻醉药品、精神药品的定罪处罚 |

# 第三节　中华人民共和国刑法（节选）

## 一、生产、销售伪劣商品罪

### 1. 生产、销售假药的刑事责任

足以严重危害人体健康的，处三年以下有期徒刑或者拘役，并处或者单处销售金额百分之五十以上二倍以下罚金。

对人体健康造成严重危害的，处三年以上十年以下有期徒刑，并处销售金额百分之五十以上二倍以下罚金。

致人死亡或者对人体健康造成特别严重危害的，处十年以上有期徒刑、无期徒刑或者死刑，并处销售金额百分之五十以上二倍以下罚金或者没收财产。

本条所称假药，是指依照《中华人民共和国药品管理法》的规定属于假药和按假药处理的药品、非药品。

### 2. 生产、销售劣药的刑事责任

对人体健康造成严重危害的，处三年以上十年以下有期徒刑，并处销售金额百分之五十以上二倍以下罚金。

后果特别严重的，处十年以上有期徒刑或者无期徒刑，并处销售金额百分之五十以上二倍以下罚金或者没收财产。

本条所称劣药，是指依照《中华人民共和国药品管理法》的规定属于劣药的药品。

### 3. 生产、销售假药、劣药未构成相应犯罪的定罪处罚

销售额在五万元以上的，依照本节第一百四十条的规定定罪处罚。

第一百四十条　生产者、销售者在产品中掺杂、掺假，以假充真，以次充好或者以不合格产品冒充合格产品的刑事责任：

销售金额五万元以上不满二十万元的，处二年以下有期徒刑或者拘役，并处或者单处销售金额百分之五十以上二倍以下罚金；

销售金额二十万元以上不满五十万元的，处二年以上七年以下有期徒刑，并处销售金额百分之五十以上二倍以下罚金；

销售金额五十万元以上不满二百万元的，处七年以上有期徒刑，并处销售金额百分之五十以上二倍以下罚金；

销售金额二百万元以上的，处十五年有期徒刑或者无期徒刑，并处销售金额百分之五十以上二倍以下罚金或者没收财产。

## 二、扰乱市场秩序罪

未经许可经营法律、行政法规规定的专营、专卖物品或者其他限制买卖的物品的；买卖进出口许可证、进出口原产地证明以及其他法律、行政法规规定的经营许可证或者批准文件的；其他严重扰乱市场秩序的非法经营行为。上述行为处罚如下：情节严重的，处五年以下有期徒刑或拘役，并处或者单处违法所得一倍以上五倍以下罚金；情节特别严重者，处五年以上有期徒刑，并处违法所得一倍以上五倍以下罚金或没收财产。

## 三、走私、贩卖、运输、制造毒品罪

依法从事生产、运输、管理、使用国家管制的麻醉药品、精神药品的人员，违反国家规定，向吸食、注射毒品的人提供国家规定管制的能够使人形成瘾癖的麻醉药品、精神药品的：①处三年以下有期徒刑或者拘役，并处罚金；②情节严重的，处三年以上七年以下有期徒刑，并处罚金。向走私、贩卖毒品的犯罪分子或者以牟利为目的，向吸食、注射毒品的人提供国家规定管制的能够使人形成瘾癖的麻醉药品、精神药品的，依照本法第三百四十七条规定定罪处罚。

《中华人民共和国刑法》（以下简称《刑法》）所称毒品，是指鸦片、海洛因、甲基苯丙胺（冰毒）、吗啡、大麻、可卡因以及国家规定管制的其他能够使人形成瘾癖的麻醉药品和精神药品。

| 小单元 | 细目 | 要点 |
|---|---|---|
| （四）最高人民法院、最高人民检察院关于办理生产、销售假药、劣药刑事案件具体应用法律若干问题的解释 | 生产、销售假药、劣药刑事案件的认定 | （1）生产、销售假药"足以严重危害人体健康""对人体健康造成严重危害"及"对人体健康造成特别严重危害"的认定标准<br>（2）生产、销售的劣药被使用后"对人体健康造成严重危害"及"后果特别严重"的认定标准<br>（3）医疗机构知情使用假药、劣药以销售假药、劣药罪追究刑事责任<br>（4）以生产、销售假药、劣药罪共犯论处的情形<br>（5）从重处罚的情形 |

## 第四节　高法高检关于办理生产、销售假药、劣药刑事案件具体应用法律若干问题的解释

### 一、生产、销售假药"足以严重危害人体健康""对人体健康造成严重危害"及"对人体健康造成特别严重危害"的认定标准（新修订）

**1. 足以严重危害人体健康**

第一条　生产、销售的假药具有下列情形之一的，应当认定为《刑法》第一百四十一条规定的"足以严重危害人体健康"：

（一）依照国家药品标准不应含有有毒有害物质而含有，或者含有的有毒有害物质超过国家药品标准规定的；

（二）属于麻醉药品、精神药品、医疗用毒性药品、放射性药品、避孕药品、血液制品或者疫苗的；

（三）以孕产妇、婴幼儿、儿童或者危重病人为主要使用对象的；

（四）属于注射剂药品、急救药品的；

（五）没有或者伪造药品生产许可证或者批准文号，且属于处方药的；

（六）其他足以严重危害人体健康的情形。

对前款第（一）项、第（六）项规定的情形难以确定的，可以委托省级以上药品监督管理部门设置或者确定的药品检验机构检验。司法机关根据检验结

论，结合假药标明的适应病症、对人体健康可能造成的危害程度等情况认定。

### 2. 对人体健康造成严重危害

第二条　生产、销售的假药被使用后，造成轻伤以上伤害，或者轻度残疾、中度残疾，或者器官组织损伤导致一般功能障碍或者严重功能障碍，或者有其他严重危害人体健康情形的，应当认定为《刑法》第一百四十一条规定的"对人体健康造成严重危害"。

### 3. 对人体健康造成特别严重危害

生产、销售的假药被使用后，造成重度残疾、三人以上重伤、三人以上中度残疾或者器官组织损伤导致严重功能障碍、十人以上轻伤、五人以上轻度残疾或者器官组织损伤导致一般功能障碍，或者有其他特别严重危害人体健康情形的，应当认定为《刑法》第一百四十一条规定的"对人体健康造成特别严重危害"。

## 二、生产、销售的劣药被使用后"对人体健康造成严重危害"及"后果特别严重"的认定标准（新修订）

### 1. 对人体健康造成严重危害

第三条　生产、销售的劣药被使用后，造成轻伤以上伤害，或者轻度残疾、中度残疾，或者器官组织损伤导致一般功能障碍或者严重功能障碍，或者有其他严重危害人体健康情形的，应当认定为《刑法》第一百四十二条规定的"对人体健康造成严重危害"。

### 2. 后果特别严重

生产、销售的劣药被使用后，致人死亡、重度残疾、三人以上重伤、三人以上中度残疾或者器官组织损伤导致严重功能障碍、十人以上轻伤、五人以上轻度残疾或者器官组织损伤导致一般功能障碍，或者有其他特别严重危害人体健康情形的，应当认定为《刑法》第一百四十二条规定的"后果特别严重"。

## 三、医疗机构知情使用假药、劣药以销售假药、劣药罪追究刑事责任（新增加）

第四条　医疗机构知道或者应当知道是假药而使用或者销售，符合本解释第一条或者第二条规定标准的，以销售假药罪追究刑事责任。

医疗机构知道或者应当知道是劣药而使用或者销售，符合本解释第三条规定标准的，以销售劣药罪追究刑事责任。

## 四、以生产、销售假药、劣药罪共犯论处的情形

第五条　知道或者应当知道他人生产、销售假药、劣药，而有下列情形之一的，以生产、销售假药罪或者生产、销售劣药罪等犯罪的共犯论处：

（一）提供资金、贷款、账号、发票、证明、许可证件的；

（二）提供生产、经营场所、设备或者运输、仓储、保管、邮寄等便利条件的；

（三）提供生产技术，或者提供原料、辅料、包装材料的；

（四）提供广告等宣传的。

## 五、从重处罚的情形（新增加）

第七条　在自然灾害、事故灾难、公共卫生事件、社会安全事件等突发事件发生时期，生产、销售用于应对突发事件药品的假药、劣药的，依法从重处罚。

| 小单元 | 细目 | 要点 |
| --- | --- | --- |
| （五）麻醉药品和精神药品管理条例 | 1. 总则 | （1）立法宗旨、适用范围<br>（2）精神药品分类<br>（3）管制要求<br>（4）监管部门的职责 |
| | 2. 种植、实验研究和生产 | （1）总量控制<br>（2）定点生产制度 |
| | 3. 经营 | （1）定点经营制度<br>（2）定点批发企业必备条件<br>（3）全国性、区域性批发企业的审批及供药责任区域<br>（4）购药渠道及供药方式<br>（5）零售规定 |
| | 4. 使用 | （1）印鉴卡及获取条件<br>（2）专用处方<br>（3）医疗机构借用及配制的规定 |
| | 5. 储存 | （1）专库的要求<br>（2）储存管理制度<br>（3）第二类精神药品经营企业储存要求 |

续表

| 小单元 | 细目 | 要点 |
|---|---|---|
| （五）麻醉药品和精神药品管理条例 | 6. 运输 | （1）运输管理<br>（2）邮寄的要求 |
| | 7. 审批程序和监督管理 | （1）监控信息网络<br>（2）对未连接监控信息网络单位的要求<br>（3）过期、损坏药品的处理 |
| | 8. 法律责任 | （1）定点生产、批发企业违规的处罚<br>（2）第二类精神药品经营企业违规的处罚<br>（3）取得印鉴卡的医疗机构违规的处罚<br>（4）处方调配、核对人员违规的处罚<br>（5）生产、销售假劣药品及现金交易的处罚<br>（6）发生被盗、被抢、丢失案件单位的处罚 |
| | 9. 附则 | 罂粟壳使用规定 |

# 第五节　麻醉药品和精神药品管理条例

## 一、总则

（1）立法宗旨　加强麻醉药品和精神药品的管理，保证麻醉药品和精神药品的合法、安全、合理使用，防止流入非法渠道，根据药品管理法和其他有关法律的规定，制定本条例。

（2）适用范围　麻醉药品药用原植物的种植，麻醉药品和精神药品的实验研究、生产、经营、使用、储存、运输等活动以及监督管理，适用本条例。

（3）精神药品分类　精神药品分为第一类精神药品和第二类精神药品。

（4）管制要求　国家对麻醉药品药用原植物以及麻醉药品和精神药品实行管制。除本条例另有规定的外，任何单位、个人不得进行麻醉药品药用原植物的种植以及麻醉药品和精神药品的实验研究、生产、经营、使用、储存、运输等活动。

（5）监管部门的职责　国务院药品监督管理部门负责全国麻醉药品和精神

药品的监督管理工作，并会同国务院农业主管部门对麻醉药品药用原植物实施监督管理。国务院公安部门负责对造成麻醉药品药用原植物、麻醉药品和精神药品流入非法渠道的行为进行查处。国务院其他有关主管部门在各自的职责范围内负责与麻醉药品和精神药品有关的管理工作。

省、自治区、直辖市人民政府药品监督管理部门负责本行政区域内麻醉药品和精神药品的监督管理工作。县级以上地方公安机关负责对本行政区域内造成麻醉药品和精神药品流入非法渠道的行为进行查处。县级以上地方人民政府其他有关主管部门在各自的职责范围内负责与麻醉药品和精神药品有关的管理工作。

## 二、种植、实验研究和生产

### 1. 总量控制

国家根据麻醉药品和精神药品的医疗、国家储备和企业生产所需原料的需要确定需求总量，对麻醉药品药用原植物的种植、麻醉药品和精神药品的生产实行总量控制。

国务院药品监督管理部门根据麻醉药品和精神药品的需求总量制定年度生产计划。

国务院药品监督管理部门和国务院农业主管部门根据麻醉药品年度生产计划，制定麻醉药品药用原植物年度种植计划。

### 2. 开展麻醉药品和精神药品实验研究活动应当具备下列条件，并经国务院药品监督管理部门批准

① 以医疗、科学研究或者教学为目的。

② 有保证实验所需麻醉药品和精神药品安全的措施和管理制度。

③ 单位及其工作人员 2 年内没有违反有关禁毒的法律、行政法规规定的行为。

### 3. 定点生产制度

国家对麻醉药品和精神药品实行定点生产制度。麻醉药品药用原植物种植企业由国务院药品监督管理部门和国务院农业主管部门共同确定，其他单位和个人不得种植麻醉药品药用原植物。

麻醉药品和精神药品的定点生产企业应当具备下列条件：

① 有药品生产许可证。

② 有麻醉药品和精神药品实验研究批准文件。

③ 有符合规定的麻醉药品和精神药品生产设施、储存条件和相应的安全管理设施。

④ 有通过网络实施企业安全生产管理和向药品监督管理部门报告生产信息的能力。

⑤ 有保证麻醉药品和精神药品安全生产的管理制度。

⑥ 有与麻醉药品和精神药品安全生产要求相适应的管理水平和经营规模。

⑦ 麻醉药品和精神药品生产管理、质量管理部门的人员应当熟悉麻醉药品和精神药品管理以及有关禁毒的法律、行政法规。

⑧ 没有生产、销售假药、劣药或者违反有关禁毒的法律、行政法规规定的行为。

⑨ 符合国务院药品监督管理部门公布的麻醉药品和精神药品定点生产企业数量和布局的要求。

定点生产企业生产麻醉药品和精神药品，应当依照药品管理法的规定取得药品批准文号。

**4. 麻精药品定点企业的批准**

① 从事麻醉药品、第一类精神药品生产以及第二类精神药品原料药生产的企业，应当经所在地省、自治区、直辖市人民政府药品监督管理部门初步审查，由国务院药品监督管理部门批准。

② 从事第二类精神药品制剂生产的企业，应当经所在地省、自治区、直辖市人民政府药品监督管理部门批准。

## 三、经营

**1. 定点经营制度**

国家对麻醉药品和精神药品实行定点经营制度。

国务院药品监督管理部门应当根据麻醉药品和第一类精神药品的需求总量，确定麻醉药品和第一类精神药品的定点批发企业布局，并应当根据年度需求总量对布局进行调整、公布。

药品经营企业不得经营麻醉药品原料药和第一类精神药品原料药。但是，供医疗、科学研究、教学使用的小包装的上述药品可以由国务院药品监督管理部门规定的药品批发企业经营。

**2. 定点批发企业必备条件**

麻醉药品和精神药品定点批发企业除应当具备药品管理法第十五条规定的药品经营企业的开办条件外，还应当具备下列条件：

① 有符合本条例规定的麻醉药品和精神药品储存条件。

② 有通过网络实施企业安全管理和向药品监督管理部门报告经营信息的能力。

③ 单位及其工作人员 2 年内没有违反有关禁毒的法律、行政法规规定的行为。

④ 符合国务院药品监督管理部门公布的定点批发企业布局。

麻醉药品和第一类精神药品的定点批发企业，还应当具有保证供应责任区域。

**3. 全国性、区域性批发企业的审批及供药责任区域**

审批：SFDA 批准麻醉药品和第一类精神药品全国性批发和就近跨省；省局批准麻醉药品和第一类精神药品区域性批发，第二类精神药品专营批发。

由于特殊地理位置的原因，需要就近向其他省、自治区、直辖市行政区域内取得麻醉药品和第一类精神药品使用资格的医疗机构销售的，应当经国务院药品监督管理部门批准。

省、自治区、直辖市人民政府药品监督管理部门在批准区域性批发企业时，应当明确其所承担供药责任的区域。

区域性批发企业之间因医疗急需、运输困难等特殊情况需要调剂麻醉药品和第一类精神药品的，应当在调剂后 2 日内将调剂情况分别报所在地省、自治区、直辖市人民政府监督管理部门备案。

**4. 购药渠道及供药方式**

全国性批发企业应当从定点生产企业购进麻醉药品和第一类精神药品。

区域性批发企业可以：①从全国性批发企业购进麻醉药品和第一类精神药品，经所在地省、自治区、直辖市人民政府药品监督管理部门批准；②从定点生产企业购进麻醉药品和第一类精神药品。

**5. 零售规定**

麻醉药品和第一类精神药品不得零售。

禁止使用现金进行麻醉药品和精神药品交易，但是个人合法购买麻醉药品和精神药品的除外。

第二类精神药品零售企业应当凭执业医师出具的处方，按规定剂量销售第二类精神药品，并将处方保存 2 年备查；禁止超剂量或者无处方销售第二类精神药品，不得向未成年人销售第二类精神药品。

## 四、使用

医疗机构需要使用麻醉药品和第一类精神药品的，应当经所在地设区的市级人民政府卫生主管部门批准，取得麻醉药品、第一类精神药品购用印鉴卡。医疗机构应当凭印鉴卡向本省、自治区、直辖市行政区域内的定点批发企业购买麻醉药品和第一类精神药品。

**1. 印鉴卡及获取条件**

① 有专职的麻醉药品和第一类精神药品管理人员。

② 有获得麻醉药品和第一类精神药品处方资格的执业医师。

③ 有保证麻醉药品和第一类精神药品安全储存的设施和管理制度。

**2. 专用处方**

医疗机构应当按照国务院卫生主管部门的规定，对本单位执业医师进行有关麻醉药品和精神药品使用知识的培训、考核，经考核合格的，授予麻醉药品和第一类精神药品处方资格。执业医师取得麻醉药品和第一类精神药品的处方资格后，方可在本医疗机构开具麻醉药品和第一类精神药品处方，但不得为自己开具该种处方。

医疗机构应当将具有麻醉药品和第一类精神药品处方资格的执业医师名单及其变更情况，定期报送所在地设区的市级人民政府卫生主管部门，并抄送同级药品监督管理部门。

执业医师应当使用专用处方开具麻醉药品和精神药品，单张处方的最大用量应当符合国务院卫生主管部门的规定。

对麻醉药品和第一类精神药品处方，处方的调配人、核对人应当仔细核对，签署姓名，并予以登记；对不符合规定的，应当拒绝发药。

麻醉药品和精神药品专用处方的格式由国务院卫生主管部门规定。

医疗机构应当对麻醉药品和精神药品处方进行专册登记，麻醉药品处方至少保存 3 年，精神药品处方至少保存 2 年。

**3. 医疗机构借用及配制的规定**

医疗机构抢救患者急需麻醉药品和第一类精神药品而本医疗机构无法提供时，可以从其他医疗机构或者定点批发企业紧急借用；抢救工作结束后，应当及时将借用情况报所在地设区的市级药品监督管理部门和卫生主管部门备案。

对临床需要而市场无供应的麻醉药品和精神药品，持有医疗机构制剂许可证和印鉴卡的医疗机构需要配制制剂的，应当经所在地省、自治区、直辖市人民政府药品监督管理部门批准。医疗机构配制的麻醉药品和精神药品制剂只能在本医疗机构使用，不得对外销售。

## 五、储存

**1. 专库要求**

① 安装专用防盗门，实行双人双锁管理。

② 具有相应的防火设施。

③ 具有监控设施和报警装置，报警装置应当与公安机关报警系统联网。

**2. 储存管理制度**

麻醉药品和第一类精神药品的使用单位应当设立专库或者专柜储存麻醉药品和第一类精神药品。专库应当设有防盗设施并安装报警装置；专柜应当使用保险柜。专库和专柜应当实行双人双锁管理。

麻醉药品药用原植物种植企业、定点生产企业、全国性批发企业和区域性批发企业、国家设立的麻醉药品储存单位以及麻醉药品和第一类精神药品的使用单位，应当配备专人负责管理工作，并建立储存麻醉药品和第一类精神药品的专用账册。药品入库双人验收，出库双人复核，做到账物相符。专用账册的保存期限应当自药品有效期期满之日起不少于5年。

**3. 第二类精神药品经营企业储存要求**

经营企业应当在药品库房中设立独立的专库或者专柜储存第二类精神药品，并建立专用账册，实行专人管理。专用账册的保存期限应当自药品有效期期满之日起不少于5年。

即专人管理、专用账册、专库专柜、双人双锁、入库双人验收、出库双人复核。

## 六、运输

**1. 运输管理**

托运或者自行运输麻醉药品和第一类精神药品的单位，应当向所在地省、自治区、直辖市人民政府药品监督管理部门申请领取运输证明。运输证明有效期为1年。运输证明应当由专人保管，不得涂改、转让、转借。

通过铁路运输麻醉药品和第一类精神药品的，应当使用集装箱或者铁路行李车运输，具体办法由国务院药品监督管理部门会同国务院铁路主管部门制定。

没有铁路需要通过公路或者水路运输麻醉药品和第一类精神药品的，应当由专人负责押运。

**2. 邮寄的要求**

邮寄麻醉药品和精神药品，寄件人应当提交所在地省、自治区、直辖市人民政府药品监督管理部门出具的准予邮寄证明。邮政营业机构应当查验、收存准予邮寄证明；没有准予邮寄证明的，邮政营业机构不得收寄。

省、自治区、直辖市邮政主管部门指定符合安全保障条件的邮政营业机构负责收寄麻醉药品和精神药品。邮政营业机构收寄麻醉药品和精神药品，应当依法对收寄的麻醉药品和精神药品予以查验。

承运人在运输过程中应当携带运输证明副本，以备查验。

邮寄麻醉药品和精神药品的具体管理办法，由国务院药品监督管理部门会同国务院邮政主管部门制定。

## 七、审批程序和监督管理

### 1. 监控信息网络

省级以上人民政府药品监督管理部门根据实际情况建立监控信息网络，对定点生产企业、定点批发企业和使用单位的麻醉药品和精神药品生产、进货、销售、库存、使用的数量以及流向实行实时监控，并与同级公安机关做到信息共享。

### 2. 对未连接监控信息网络单位的要求

尚未连接监控信息网络的麻醉药品和精神药品定点生产企业、定点批发企业和使用单位，应当每月通过电子信息、传真、书面等方式，将本单位麻醉药品和精神药品生产、进货、销售、库存、使用的数量以及流向，报所在地设区的市级药品监督管理部门和公安机关；医疗机构还应当报所在地设区的市级人民政府卫生主管部门。

设区的市级药品监督管理部门应当每 3 个月向上一级药品监督管理部门报告本地区麻醉药品和精神药品的相关情况。

### 3. 过期、损坏药品的处理

麻醉药品和精神药品的生产、经营企业和使用单位对过期、损坏的麻醉药品和精神药品应当登记造册，并向所在地县级药品监督管理部门申请销毁。药品监督管理部门应当自接到申请之日起 5 日内到场监督销毁。

医疗机构对存放在本单位的过期、损坏麻醉药品和精神药品，应当按照本条规定的程序向卫生主管部门提出申请，由卫生主管部门负责监督销毁。

## 八、法律责任

### 1. 定点生产、批发企业违规的处罚

定点生产企业违反本条例的规定，有下列情形之一的，由药品监督管理部门责令限期改正，给予警告，并没收违法所得和违法销售的药品；逾期不改正的，责令停产，并处 5 万元以上 10 万元以下的罚款；情节严重的，取消其定点生产资格：

① 未按照麻醉药品和精神药品年度生产计划安排生产的。

② 未依照规定向药品监督管理部门报告生产情况的。

③ 未依照规定储存麻醉药品和精神药品，或者未依照规定建立、保存专用账册的。

④ 未依照规定销售麻醉药品和精神药品的。

⑤ 未依照规定销毁麻醉药品和精神药品的。

定点批发企业违反本条例的规定销售麻醉药品和精神药品，或者违反本条例的规定经营麻醉药品原料药和第一类精神药品原料药的，由药品监督管理部门责令限期改正，给予警告，并没收违法所得和违法销售的药品逾期不改正的，责令停业，并处违法销售药品货值金额 2 倍以上 5 倍以下的罚款；情节严重的，取消其定点批发资格。

定点批发企业违反本条例的规定，有下列情形之一的，由药品监督管理部门责令限期改正，给予警告；逾期不改正的，责令停业，并处 2 万元以上 5 万元以下的罚款；情节严重的，取消其定点批发资格：

① 未依照规定购进麻醉药品和第一类精神药品的。

② 未保证供药责任区域内的麻醉药品和第一类精神药品的供应的。

③ 未对医疗机构履行送货义务的。

④ 未依照规定报告麻醉药品和精神药品的进货、销售、库存数量以及流向的。

⑤ 未依照规定储存麻醉药品和精神药品，或者未依照规定建立、保存专用账册的。

⑥ 未依照规定销毁麻醉药品和精神药品的。

⑦ 区域性批发企业之间违反本条例的规定调剂麻醉药品和第一类精神药品，或者因特殊情况调剂麻醉药品和第一类精神药品后未依照规定备案的。

**2. 第二类精神药品经营企业违规的处罚**

第二类精神药品零售企业违反本条例的规定储存、销售或者销毁第二类精神药品的，由药品监督管理部门责令限期改正，给予警告，并没收违法所得和违法销售的药品；逾期不改正的，责令停业，并处 5000 元以上 2 万元以下的罚款；情节严重的，取消其第二类精神药品零售资格。

**3. 取得印鉴卡的医疗机构违规的处罚**

取得印鉴卡的医疗机构违反本条例的规定，有下列情形之一的，由设区的市级人民政府卫生主管部门责令限期改正，给予警告；逾期不改正的，处 5000 元以上 1 万元以下的罚款；情节严重的，吊销其印鉴卡；对直接负责的主管人员和其他直接责任人员，依法给予降级、撤职、开除的处分：

① 未依照规定购买、储存麻醉药品和第一类精神药品的。

② 未依照规定保存麻醉药品和精神药品专用处方，或者未依照规定进行处方专册登记的。

③ 未依照规定报告麻醉药品和精神药品的进货、库存、使用数量的。

④ 紧急借用麻醉药品和第一类精神药品后未备案的。

⑤ 未依照规定销毁麻醉药品和精神药品的。

**4. 处方调配、核对人员违规的处罚**

具有麻醉药品和第一类精神药品处方资格的执业医师，违反本条例的规定开具麻醉药品和第一类精神药品处方，或者未按照临床应用指导原则的要求使用麻醉药品和第一类精神药品的，由其所在医疗机构取消其麻醉药品和第一类精神药品处方资格；造成严重后果的，由原发证部门吊销其执业证书。

执业医师未按照临床应用指导原则的要求使用第二类精神药品或者未使用专用处方开具第二类精神药品，造成严重后果的，由原发证部门吊销其执业证书。

未取得麻醉药品和第一类精神药品处方资格的执业医师擅自开具麻醉药品和第一类精神药品处方，由县级以上人民政府卫生主管部门给予警告，暂停其执业活动；造成严重后果的，吊销其执业证书；构成犯罪的，依法追究刑事责任。

处方的调配人、核对人违反本条例的规定未对麻醉药品和第一类精神药品处方进行核对，造成严重后果的，由原发证部门吊销其执业证书。

**5. 生产、销售假劣药品及现金交易的处罚**

定点生产企业、定点批发企业和第二类精神药品零售企业生产、销售假劣麻醉药品和精神药品的，由药品监督管理部门取消其定点生产资格、定点批发资格或者第二类精神药品零售资格，并依照药品管理法的有关规定予以处罚。

定点生产企业、定点批发企业和其他单位使用现金进行麻醉药品和精神药品交易的，由药品监督管理部门责令改正，给予警告，没收违法交易的药品，并处 5 万元以上 10 万元以下的罚款。

**6. 发生麻醉药品和精神药品被盗、被抢、丢失案件的单位的处罚**

发生麻醉药品和精神药品被盗、被抢、丢失案件的单位，违反本条例的规定未采取必要的控制措施或者未依照本条例的规定报告的，由药品监督管理部门和卫生主管部门依照各自职责，责令改正，给予警告；情节严重的，处 5000 元以上 1 万元以下的罚款。

有上级主管部门的，由其上级主管部门对直接负责的主管人员和其他直接责任人员，依法给予降级、撤职的处分。

# 九、附则

罂粟壳使用规定——麻醉药品目录中的罂粟壳只能用于中药饮片和中成药

的生产以及医疗配方使用。

| 小单元 | 细目 | 要点 |
|---|---|---|
| （六）关于公布麻醉药品和精神药品品种目录（2007年版）的通知 | 麻醉药品的品种和精神药品的品种 | （1）我国生产及使用的麻醉药品的品种<br>（2）我国生产及使用的第一类、第二类精神药品的品种 |

# 第六节　关于公布麻醉药品和精神药品品种目录（2007年版）的通知

## （一）我国生产及使用的麻醉药品的品种

11. 阿法罗定；25. 可卡因；27. 罂粟秆浓缩物；33. 二氢埃托啡；39. 地芬诺酯；47. 芬太尼；50. 氢可酮；61. 美沙酮；70. 吗啡；81. 阿片；82. 羟考酮；86. 哌替啶；97. 罂粟壳；102. 消旋啡烷；103. 瑞芬太尼；104. 舒芬太尼；106. 蒂巴因；111. 布桂嗪；112. 可待因；113. 复方樟脑酊；114. 右丙氧芬；115. 双氢可待因；116. 乙基吗啡；120. 福尔可定；121. 丙吡兰；122. 阿桔片；123. 吗啡阿托品注射液。

## （二）我国生产及使用的第一类、第二类精神药品的品种

### 1. 第一类

33. 丁丙诺啡；37. γ-羟丁酸；38. 氯胺酮；41. 马吲哚；46. 哌醋甲酯；50. 司可巴比妥；52. 三唑仑。

### 2. 第二类

54. 异戊巴比妥；56. 布托啡诺及其注射剂；57. 咖啡因；58. 安钠咖；59. 去甲伪麻黄碱；61. 地佐辛及其注射剂；63. 芬氟拉明；65. 格鲁米特；67. 喷他佐辛；68. 戊巴比妥；71. 阿普唑仑；73. 巴比妥；75. 溴西泮；79. 氯氮䓬；81. 氯硝西泮；86. 地西泮；87. 艾司唑仑；90. 氯氟䓬乙酯；95. 氟西泮；101. 劳拉西泮；105. 甲丙氨酯；109. 咪达唑仑；110. 纳布啡及其注射剂；112. 硝西泮；114. 奥沙西泮；116. 氨酚氢可酮片；117. 匹莫林；119. 苯巴比妥；126. 替马西泮；128. 曲马多；130. 唑吡坦；131. 扎来普隆；132. 麦角胺咖啡因片。

| 小单元 | 细目 | 要点 |
|---|---|---|
| （七）麻醉药品、第一类精神药品购用《印鉴卡》管理规定 | 《印鉴卡》的规定 | （1）《印鉴卡》用途<br>（2）申请《印鉴卡》的必备条件<br>（3）《印鉴卡》有效期<br>（4）《印鉴卡》的审批主体、申请程序 |

# 第七节　麻醉药品、第一类精神药品购用《印鉴卡》管理规定

## 一、《印鉴卡》用途

医疗机构需要使用麻醉药品和第一类精神药品，应当取得《麻醉药品、第一类精神药品购用印鉴卡》（以下简称《印鉴卡》），并凭《印鉴卡》向本省、自治区、直辖市范围内的定点批发企业购买麻醉药品和第一类精神药品。

## 二、申请《印鉴卡》的必备条件

① 有与使用麻醉药品和第一类精神药品相关的诊疗科目。

② 具有经过麻醉药品和第一类精神药品培训的、专职从事麻醉药品和第一类精神药品管理的药学专业技术人员。

③ 有获得麻醉药品和第一类精神药品处方资格的执业医师。

④ 有保证麻醉药品和第一类精神药品安全储存的设施和管理制度。

## 三、《印鉴卡》有效期

《印鉴卡》有效期为三年。《印鉴卡》有效期满前三个月，医疗机构应当向市级卫生行政部门重新提出申请。

## 四、《印鉴卡》的审批主体、申请程序

**1. 审批主体**
医疗机构所在地设区的市级卫生行政部门

**2. 申请程序**
① 医疗机构向设区的市级卫生行政部门（以下简称市级卫生行政部门）提出办理《印鉴卡》申请。

② 市级卫生行政部门接到医疗机构的申请后，应当于 40 日内作出是否批准的决定。

③ 对经审核合格的医疗机构可发给《印鉴卡》，并将取得《印鉴卡》的医疗机构情况抄送所在地间级药品监督管理部门、公安机关，报省、自治区、直辖市卫生行政部门（以下简称省级卫生行政部门）备案。

④ 省级卫生行政部门将取得《印鉴卡》的医疗机构名单向本行政区域内的定点批发企业通报。

| 小单元 | 细目 | 要点 |
|---|---|---|
| （八）医疗用毒性药品管理办法 | 医疗用毒性药品的生产、经营、使用管理 | （1）年度生产、收购、供应和配制计划管理<br>（2）生产、加工、收购、经营、配方用药的规定<br>（3）保管、领发、核对制度<br>（4）医疗单位供应和调配规定<br>（5）擅自生产、收购、经营毒性药品的处罚 |

# 第八节　医疗用毒性药品管理办法

## 一、年度生产、收购、供应和配制计划管理

① 毒性药品年度生产、收购、供应和配制计划，由省、自治区、直辖市医药管理部门根据医疗需要制定，经省、自治区、直辖市卫生行政部门审核后，由医药管理部门下达给指定的毒性药品生产、收购、供应单位，并抄报卫生部、国家医药管理局和国家中医药管理局。

② 生产单位不得擅自改变生产计划自行销售。

## 二、生产、加工、收购、经营、配方用药的规定

（1）生产　药厂必须由医药专业人员负责生产、配制和质量检验，并建立严格的管理制度。严防与其他药品混杂。每次配料，必须经两人以上复核无误，并详细记录每次生产所用原料和成品数。必须建立完整的生产记录，保存五年备查。

（2）加工　凡加工炮制毒性中药，必须按照《中华人民共和国药典》或者省、自治区、直辖市卫生行政部门制定的《炮制规范》的规定进行。

（3）收购、经营　毒性药品的收购、经营，由各级医药管理部门指定的药品经营单位负责。

（4）配方用药　配方用药由药店、医疗单位负责。其他任何单位或者个人

均不得从事毒性药品的收购、经营和配方业务。

## 三、保管、领发、核对制度

收购、经营、加工、使用毒性药品的单位必须建立健全保管、验收、领发、核对等制度，严防收假、发错，严禁与其他药品混杂，做到划定仓间或仓位，专柜加锁并由专人保管。

## 四、医疗单位供应和调配规定

（1）处方供应调配　医疗单位供应和调配毒性药品，凭医生签名的正式处方。药店供应和调配毒性药品，凭盖有医生所在的医疗单位公章的正式处方。

（2）处方调配要求

① 调配处方时，必须认真负责，计量准确，按医嘱注明要求，并由配方人员及具有药师以上技术职称的复核人员签名盖章后方可发出。

② 对处方未注明"生用"的毒性中药，应当付炮制品。

③ 如发现处方有疑问时，必须经原处方医生重新审定后再行调配。

（3）处方剂量　每次处方剂量不得超过两日极量。

（4）处方效用和保存　处方一次有效，取药后处方保存两年备查。

## 五、擅自生产、收购、经营毒性药品的处罚

单位或者个人擅自生产、收购、经营毒性药品的，承担的法律责任包括：

① 由县以上卫生行政部门没收其全部毒性药品。

② 并处以警告或按非法所得的五至十倍罚款。

③ 情节严重、致人伤残或死亡，构成犯罪的，由司法机关依法追究其刑事责任。

| 小单元 | 细目 | 要点 |
|---|---|---|
| （九）易制毒化学品管理条例 | 1. 总则 | 易制毒化学品的分类 |
| | 2. 生产、经营管理 | （1）生产、经营第一类中的药品类易制毒化学品的审批主体<br>（2）第一类中的药品类易制毒化学品药品单方制剂的经营规定 |
| | 3. 购买管理 | 购买第一类中的药品类易制毒化学品的审批主体、购买条件 |
| | 4. 品种 | 药品类易制毒化学品的品种 |

# 第九节　易制毒化学品管理条例

## 一、易制毒化学品的分类

易制毒化学品分为三类。第一类是可以用于制毒的主要原料，第二类、第三类是可以用于制毒的化学配剂。

## 二、生产、经营管理

**1. 生产、经营第一类中的药品类易制毒化学品的审批主体**

（1）申请生产　申请生产第一类中的药品类易制毒化学品的，由国务院食品药品监督管理部门审批；申请生产第一类中的非药品类易制毒化学品的，由省、自治区、直辖市人民政府安全生产监督管理部门审批。

（2）申请经营　申请经营第一类中的药品类易制毒化学品的，由国务院食品药品监督管理部门审批；申请经营第一类中的非药品类易制毒化学品的，由省、自治区、直辖市人民政府安全生产监督管理部门审批。

**2. 第一类中的药品类易制毒化学品药品单方制剂的经营规定**

第一类中的药品类易制毒化学品药品单方制剂，由麻醉药品定点经营企业经销，且不得零售。

## 三、购买管理

**1. 购买第一类中的药品类易制毒化学品的审批主体**

申请购买第一类中的药品类易制毒化学品的，由所在地的省、自治区、直辖市人民政府食品药品监督管理部门审批；申请购买第一类中的非药品类易制毒化学品的，由所在地的省、自治区、直辖市人民政府公安机关审批。

**2. 购买第一类中的药品类易制毒化学品的购买条件**

① 经营企业提交企业营业执照和合法使用需要证明，经所在地省局审批，取得购买许可证。

② 其他组织提交登记证书（成立批准文件）和合法使用需要证明，经所在地省局审批，取得购买许可证。

③ 持有麻醉药品、第一类精神药品购买印鉴卡的医疗机构购买第一类中的药品类易制毒化学品的，无须申请第一类易制毒化学品购买许可证。

## 四、药品类易制毒化学品的品种

9. 麦角酸；10. 麦角胺；11. 麦角新碱；12. 麻黄素、伪麻黄素、消旋麻黄素、去甲麻黄素、甲基麻黄素、麻黄浸膏、麻黄浸膏粉等麻黄素类物质。

| 小单元 | 细目 | 要点 |
|---|---|---|
| （十）疫苗流通和预防接种管理条例 | 1. 总则 | 疫苗的分类 |
| | 2. 疫苗流通 | （1）从事疫苗经营活动的条件、审批主体和许可<br>（2）第一类疫苗的供应和限制<br>（3）纳入国家免疫规划疫苗的最小外包装标注要求<br>（4）第二类疫苗销售和供应的范围和限制<br>（5）购进、销售疫苗的证明文件<br>（6）购销记录和保存期限 |
| | 3. 监督管理 | 发现假劣或质量可疑的疫苗的处理措施 |
| | 4. 法律责任 | （1）未按规定建立并保存销售或购销记录的处罚<br>（2）违法销售或购进第二类疫苗的处罚<br>（3）不具备疫苗经营资格而经营疫苗的处罚 |

# 第十节　疫苗流通和预防接种管理条例

## 一、疫苗的分类

### 1. 第一类疫苗

第一类疫苗是指政府免费向公民提供，公民应当依照政府的规定受种的疫苗。

① 国家免疫规划确定的疫苗。

② 省、自治区、直辖市人民政府在执行国家免疫规划时增加的疫苗。

③ 县级以上人民政府或者其卫生主管部门组织的应急接种或者群体性预防接种所使用的疫苗。

**2. 第二类疫苗**

第二类疫苗是指由公民自费并且自愿受种的其他疫苗。

## 二、疫苗流通

**1. 从事疫苗经营活动的条件、审批主体和许可**

（1）从事疫苗经营活动的条件

① 药品批发企业申请从事疫苗经营活动的，应当具备下列条件：a. 具有从事疫苗管理的专业技术人员；b. 具有保证疫苗质量的冷藏设施、设备和冷藏运输工具；c. 具有符合疫苗储存、运输管理规范的管理制度。

② 药品零售企业不得从事疫苗经营活动。

（2）从事疫苗经营活动的审批主体和许可　药品批发企业经省、自治区、直辖市人民政府药品监督管理部门批准，在其药品经营许可证上加注经营疫苗的业务，可以经营疫苗。

**2. 第一类疫苗的供应和限制**

疫苗生产企业或者疫苗批发企业应当按照政府采购合同的约定，向省级疾病预防控制机构或者其指定的其他疾病预防控制机构供应第一类疫苗，不得向其他单位或者个人供应。

**3. 纳入国家免疫规划疫苗的最小外包装标注要求**

疫苗生产企业、疫苗批发企业应当在其供应的纳入国家免疫规划疫苗的最小外包装的显著位置标明"免费"字样以及国务院卫生主管部门规定的"免疫规划"专用标识。具体管理办法由国务院药品监督管理部门会同国务院卫生主管部门制定。

**4. 第二类疫苗销售和供应的范围和限制**

① 疫苗生产企业可以向疾病预防控制机构、接种单位、疫苗批发企业销售本企业生产的第二类疫苗。

② 疫苗批发企业可以向疾病预防控制机构、接种单位、其他疫苗批发企业销售第二类疫苗。

③ 县级疾病预防控制机构可以向接种单位供应第二类疫苗。设区的市级以上疾病预防控制机构不得直接向接种单位供应第二类疫苗。

**5. 购进、销售疫苗的证明文件**

① 疫苗生产企业、疫苗批发企业在销售疫苗时，应当提供由药品检验机构依法签发的生物制品每批检验合格或者审核批准证明复印件，并加盖企业印章；疫苗批发企业经营进口疫苗的，还应当提供进口药品通关单复印件，并加盖企业印章。

② 疾病预防控制机构、接种单位在接收或者购进疫苗时，应当向疫苗生产企业、疫苗批发企业索取前款规定的证明文件，并保存至超过疫苗有效期 2 年备查。

**6. 购销记录和保存期限**

① 疫苗生产企业、疫苗批发企业应当依照药品管理法和国务院药品监督管理部门的规定，建立真实、完整的购销记录，并保存至超过疫苗有效期 2 年备查。

② 疾病预防控制机构应当依照国务院卫生主管部门的规定，建立真实、完整的购进、分发、供应记录，并保存至超过疫苗有效期 2 年备查。

## 三、发现假劣或质量可疑的疫苗的处理措施

① 疾病预防控制机构、接种单位、疫苗生产企业、疫苗批发企业发现假劣或者质量可疑的疫苗，应当立即停止接种、分发、供应、销售，并立即向所在地的县级人民政府卫生主管部门和药品监督管理部门报告，不得自行处理。

② 接到报告的卫生主管部门应当立即组织疾病预防控制机构和接种单位采取必要的应急处置措施，同时向上级卫生主管部门报告。

③ 接到报告的药品监督管理部门应当对假劣或者质量可疑的疫苗依法采取查封、扣押等措施。

## 四、法律责任

**1. 未按规定建立并保存销售或购销记录的处罚**

疫苗生产批发企业未根据规定建立并保存疫苗销售或者购销记录的，法律责任包括：①给予警告，责令限期改正；②逾期不改正的，责令停产、停业整顿，并处五千元以上二万元以下的罚款；③情节严重的，吊销《药品生产许可证》《药品经营许可证》。

**2. 违法销售或购进第二类疫苗的处罚**

疫苗生产企业、疫苗批发企业向疾病预防控制机构、接种单位、疫苗批发企业以外的单位或者个人销售第二类疫苗，或者疫苗批发企业从不具有疫苗经营资格的单位或者个人购进第二类疫苗的，由药品监督管理部门没收违法销售的疫苗，并处违法销售的疫苗货值金额 2 倍以上 5 倍以下的罚款；有违法所得的，没收违法所得；情节严重的，依法吊销疫苗生产资格、疫苗经营资格。

**3. 不具备疫苗经营资格而经营疫苗的处罚**

不具有疫苗经营资格的单位或者个人经营疫苗的，按无证经营论处。法律责任包括：①依法予以取缔；②没收违法生产、销售的药品和违法所得；③并

处违法生产、销售的药品（包括已售出的和未售出的药品，下同）货值金额二倍以上五倍以下的罚款；④构成犯罪的，依法追究刑事责任。

| 小单元 | 细目 | 要点 |
|---|---|---|
| （十一）执业药师资格制度暂行规定 | 1. 总则 | （1）执业药师认定<br>（2）配备执业药师的规定 |
| | 2. 考试 | （1）报名条件<br>（2）执业药师资格证书的发放及效用 |
| | 3. 注册 | （1）注册管理机构与注册机构<br>（2）注册必备条件及证书<br>（3）注册有效期及变更注册、再注册和注销注册 |
| | 4. 职责 | 执业药师的职责 |
| | 5. 继续教育 | （1）继续教育的要求<br>（2）继续教育的登记 |
| | 6. 罚则 | （1）违规获取证书人员的处罚<br>（2）执业药师违规的处罚 |

# 第十一节　执业药师资格制度暂行规定

## 一、总则

### 1. 执业药师认定

执业药师是指经全国统一考试合格，取得《执业药师资格证书》并经注册登记，在药品生产、经营、使用单位中执业的药学技术人员。执业药师英文译为 Licensed Pharmacist。

### 2. 配备执业药师的规定

凡从事药品生产、经营、使用的单位均应配备相应的执业药师，并以此作为开办药品生产、经营、使用单位的必备条件之一。

## 二、考试

### 1. 报名条件

凡中华人民共和国公民和获准在我国境内就业的其他国籍的人员具备以下条件之一者，均可申请参加执业药师资格考试：

① 取得药学、中药学或相关专业中专学历，从事药学或中药学专业工作满七年。

② 取得药学、中药学或相关专业大专学历，从事药学或中药学专业工作满五年。

③ 取得药学、中药学或相关专业大学本科学历，从事药学或中药学专业工作满三年。

④ 取得药学、中药学或相关专业第二学士学位、研究生班毕业或取得硕士学位，从事药学或中药学专业工作满一年。

⑤ 取得药学、中药学或相关专业博士学位。

**2. 执业药师资格证书的发放及效用**

执业药师资格考试合格者，由各省、自治区、直辖市人事（职改）部门颁发人事部统一印制的、人事部与国家药品监督管理局用印的中华人民共和国《执业药师资格证书》。

## 三、注册

### （一）注册管理机构与注册机构

**1. 注册管理机构**

国家药品监督管理局为全国执业药师资格注册管理机构。

**2. 注册机构**

省、自治区、直辖市药品监督管理局为注册机构。

### （二）注册必备条件及证书

**1. 注册必备条件【德才体用】**

① 取得《执业药师资格证书》。

② 遵纪守法，遵守药师职业道德。

③ 身体健康，能坚持在执业药师岗位工作。

④ 经所在单位考核同意。

**2. 证书的规定**

经批准注册者，由省局在《执业药师资格证书》中的注册情况栏内加盖注册专用印章，同时发给国家局统一印制的中华人民共和国《执业药师注册证》，并报国家局备案。

### （三）注册有效期及再注册、变更注册和注销注册

（1）有效期　执业药师注册有效期为三年。

（2）再注册　有效期满前三个月，持证者须到注册机构办理再次注册手

续。再次注册者，除须符合注册条件规定外，还须有参加继续教育的证明。

（3）变更注册 执业药师只能在一个省、自治区、直辖市注册。执业药师变更执业地区、执业范围应及时办理变更注册手续。

（4）注销注册 执业药师有下列情形之一的，由所在单位向注册机构办理注销注册手续：

① 死亡或被宣告失踪的。

② 受刑事处罚的。

③ 受取消执业资格处分的。

④ 因健康或其他原因不能或不宜从事执业药师业务的。

凡注销注册的，由所在省（区、市）的注册机构向国家药品监督管理局备案，并由国家药品监督管理局定期公告。

## 四、职责

### 1. 基本准则

执业药师必须遵守职业道德，忠于职守，以对药品质量负责、保证人民用药安全有效为基本准则。

### 2. 守法执法，制止违法行为

执业药师必须严格执行《药品管理法》及国家有关药品研究、生产、经营、使用的各项法规及政策。执业药师对违反《药品管理法》及有关法规的行为或决定，有责任提出劝告、制止、拒绝执行并向上级报告。

### 3. 负责药品质量的监督和管理

执业药师在执业范围内负责对药品质量的监督和管理，参与制定、实施药品全面质量管理及对本单位违反规定的处理。

### 4. 提供用药咨询服务，指导合理所要

执业药师负责处方的审核及监督调配，提供用药咨询与信息，指导合理用药，开展治疗药物的监测及药品疗效的评价等临床药学工作。

## 五、继续教育

### 1. 继续教育的要求

（1）执业药师必须接受继续教育 执业药师需努力钻研业务，不断更新知识，掌握最新医药信息，保持较高的专业水平。

（2）国家药品监督管理局负责制定执业药师继续教育管理办法，组织拟定、审批继续教育内容。各省、自治区、直辖市药品监督管理局负责本地区执业药师继续教育的实施工作。国家药品监督管理局批准的执业药师培训机构承

担执业药师的继续教育工作。

**2. 继续教育的登记**

执业药师实行继续教育登记制度。国家药品监督管理局统一印制《执业药师继续教育登记证书》，执业药师接受继续教育经考核合格后，由培训机构在证书上登记盖章，并以此作为再次注册的依据。

## 六、罚则

**1. 违规获取证书人员的处罚**

违规获取证书人员的处罚：对涂改、伪造或以虚假和不正当手段获取资格证书或注册证的人员，发证机构应收回证书，取消其执业药师资格，注销注册。

**2. 执业药师违规的处罚**

执业药师违反本规定有关条款的，所在单位须如实上报，由药品监督管理部门根据情况给予处分。注册机构对执业药师所受处分，应及时记录在其《执业药师资格证书》中的《执业情况记录》备注栏内。

执业药师在执业期间违反《药品管理法》及其他法律法规构成犯罪的，由司法机关依法追究其刑事责任。

| 小单元 | 细目 | 要点 |
|---|---|---|
| （十二）关于建立国家基本药物制度的实施意见 | 实施意见的主要内容 | （1）基本药物和基本药物制度的界定<br>（2）国家基本药物工作委员会的职能<br>（3）基本药物使用和销售的规定<br>（4）基本药物报销的规定 |

# 第十二节　关于建立国家基本药物制度的实施意见

## 一、基本药物和基本药物制度的界定

基本药物是适应基本医疗卫生需求，剂型适宜，价格合理，能够保障供应，公众可公平获得的药品。政府举办的基层医疗卫生机构全部配备和使用基本药物，其他各类医疗机构也都必须按规定使用基本药物。

国家基本药物制度是对基本药物的遴选、生产、流通、使用、定价、报销、监测评价等环节实施有效管理的制度，与公共卫生、医疗服务、医疗保障体系相衔接。

## 二、国家基本药物工作委员会的职能

国家基本药物工作委员会由卫生部、国家发展和改革委员会、工业和信息化部、监察部、财政部、人力资源和社会保障部、商务部、国家食品药品监督管理局、国家中医药管理局等部门组成。办公室设在卫生部，承担国家基本药物工作委员会的日常工作。

国家基本药物工作委员会负责协调解决制定和实施国家基本药物制度过程中各个环节的相关政策问题，确定国家基本药物制度框架，确定国家基本药物目录遴选和调整的原则、范围、程序和工作方案，审核国家基本药物目录。

## 三、基本药物使用和销售的规定

**1. 基层医疗卫生机构零差率销售**

实行基本药物制度的县（市、区），政府举办的基层医疗卫生机构配备使用的基本药物实行零差率销售。

**2. 基本药物优先和合理使用制度**

建立基本药物优先和合理使用制度。政府举办的基层医疗卫生机构全部配备和使用国家基本药物。在建立国家基本药物制度的初期，政府举办的基层医疗卫生机构确需配备、使用非目录药品，暂由省级人民政府统一确定，并报国家基本药物工作委员会备案。配备使用的非目录药品执行国家基本药物制度相关政策和规定。

其他各类医疗机构也要将基本药物作为首选药物并达到一定使用比例，具体使用比例由卫生行政部门确定。

医疗机构要按照国家基本药物临床应用指南和基本药物处方集，加强合理用药管理，确保规范使用基本药物。

**3. 增加使用非目录药品品种**

政府举办的基层医疗卫生机构增加使用非目录药品品种数量，应坚持防治必需、结合当地财政承受能力和基本医疗保障水平从严掌握。具体品种由省级卫生行政部门会同发展和改革（价格）、工业和信息化、财政、人力资源和社会保障、食品药品监管、中医药等部门组织专家论证，从国家基本医疗保险药品目录（甲类）范围内选择，确因地方特殊疾病治疗必需的，也可从目录（乙类）中选择。增加药品应是多家企业生产品种。

民族自治区内政府举办的基层医疗卫生机构配备使用国家基本药物目录以外的民族药，由自治区人民政府制定相应管理办法。

### 4. 零售药店销售基本药物

患者凭处方可以到零售药店购买基本药物。

零售药店必须按规定配备执业药师或其他依法经资格认定的药学技术人员为患者提供购药咨询和指导，对处方的合法性与合理性进行审核，依据处方正确调配、销售药品。

## 四、基本药物报销的规定

基本药物全部纳入基本医疗保障药品报销目录，报销比例明显高于非基本药物。具体办法按医疗保障有关规定执行。

国家基本药物目录遴选按照临床必需、安全有效、价格合理、使用方便、中西药并重的原则，结合我国用药特点和基层医疗卫生机构配备的要求，参照国际经验，合理确定我国基本药物品种（剂型）和数量。

国家基本药物目录原则上每3年调整一次。

政府举办的医疗卫生机构使用的基本药物，由省级人民政府指定以政府为主导的药品集中采购相关机构按《招标投标法》和《政府采购法》的有关规定，实行省级集中网上公开招标采购。

| 小单元 | 细目 | 要点 |
|---|---|---|
| （十三）国家基本药物目录管理办法（暂行） | 遴选调整管理机制 | （1）国家基本药物目录中药品分类的依据<br>（2）国家基本药物的遴选原则和动态管理<br>（3）列入国家基本药物目录药品的条件<br>（4）不能纳入国家基本药物目录遴选的范围<br>（5）从国家基本药物目录中调出的情形 |

## 第十三节　国家基本药物目录管理办法（暂行）

## 一、国家基本药物目录中药品分类的依据

国家基本药物目录中的药品包括化学药品、生物制品、中成药。

化学药品和生物制品主要依据临床药理学分类。中成药主要依据功能分类。

## 二、国家基本药物的遴选原则和动态管理

### 1. 国家基本药物的遴选原则

国家基本药物遴选应当按照临床必需、安全有效、价格合理、使用方便、中西药并重的原则，结合我国用药特点，参照国际经验，合理确定品种（剂型）和数量。

### 2. 国家基本药物的动态管理

国家基本药物目录在保持数量相对稳定的基础上，实行动态管理，原则上每 3 年调整一次。必要时，经国家基本药物工作委员会审核同意，可适时组织调整。

调整的品种和数量应当根据以下因素确定：

① 我国基本医疗卫生需求和基本医疗保障水平变化；

② 我国疾病谱变化；

③ 药品不良反应监测评价；

④ 国家基本药物应用情况监测和评估；

⑤ 已上市药品循证医学、药物经济学评价；

⑥ 国家基本药物工作委员会规定的其他情况。

## 三、列入国家基本药物目录药品的条件

国家基本药物目录中的化学药品、生物制品、中成药，应当是《中华人民共和国药典》收载的，原卫生部、国家食品药品监督管理部门颁布药品标准的品种。除急救、抢救用药外，独家生产品种纳入国家基本药物目录应当经过单独论证。

化学药品和生物制品名称采用中文通用名称和英文国际非专利药名中表达的化学成分的部分，剂型单列；中成药采用药品通用名称。

## 四、不能纳入国家基本药物目录遴选的范围

① 含有国家濒危野生动植物药材的。

② 主要用于滋补保健作用，易滥用的。

③ 非临床治疗首选的。

④ 因严重不良反应，国家食品药品监督管理部门明确规定暂停生产、销售或使用的。

⑤ 违背国家法律、法规或不符合伦理要求的。

⑥ 国家基本药物工作委员会规定的其他情况。

## 五、从国家基本药物目录中调出的情形

① 药品标准被取消的。

② 国家食品药品监督管理部门撤销其药品批准证明文件的。

③ 发生严重不良反应的。

④ 根据药物经济学评价，可被风险效益比或成本效益比更优的品种所替代的。

⑤ 国家基本药物工作委员会认为应当调出的其他情形。

专家库主要由医学、药学、药物经济学、医疗保险管理、卫生管理和价格管理等方面专家组成，负责国家基本药物的咨询和评审工作。

| 小单元 | 细目 | 要点 |
|---|---|---|
| （十四）处方药与非处方药分类管理办法（试行） | 处方药与非处方药分类管理 | （1）宗旨<br>（2）分类依据<br>（3）非处方药目录的遴选、审批、发布部门<br>（4）非处方药包装、标签、说明书<br>（5）非处方药的分类<br>（6）处方药、非处方药的经营使用<br>（7）处方药、非处方药的广告 |

# 第十四节  处方药与非处方药分类管理办法（试行）

## 一、宗旨

保障人民用药安全有效、使用方便。

## 二、分类依据

根据药品品种、规格、适应证、剂量及给药途径不同，对药品分别按处方药与非处方药进行管理。

处方药必须凭执业医师或执业助理医师处方才可调配、购买和使用；非处方药不需要凭执业医师或执业助理医师处方即可自行判断、购买和使用。

### 三、非处方药目录的遴选、审批、发布部门

国家药品监督管理局负责非处方药目录的遴选、审批、发布和调整工作。

### 四、非处方药包装、标签、说明书

① 就非处方药的标签和说明书必须经国家药品监督管理局批准。

② 非处方药的包装必须印有国家指定的非处方药专有标识，必须符合质量要求，方便储存、运输和使用。

③ 每个销售基本单元包装必须附有标签和说明书。

④ 非处方药标签和说明书除符合规定外，用语应当科学、易懂，便于消费者自行判断、选择和使用。

### 五、非处方药的分类

根据药品的安全性，非处方药分为甲、乙两类。

### 六、处方药、非处方药的经营使用

**1. 经营**

① 经营处方药、非处方药的批发企业和经营处方药、甲类非处方药的零售企业必须具有《药品经营企业许可证》。

② 经省级药品监督管理部门或其授权的药品监督管理部门批准的其他商业企业可以零售乙类非处方药。

**2. 使用**

① 医疗机构根据医疗需要可以决定或推荐使用非处方药。

② 消费者有权自主选购非处方药，并须按非处方药标签和说明书所示内容使用。

### 七、处方药、非处方药的广告

① 处方药只准在专业性医药报刊进行广告宣传。

② 非处方药经审批可以在大众传播媒介进行广告宣传。

| 小单元 | 细目 | 要点 |
|---|---|---|
| （十五）非处方药专有标识管理规定（暂行） | 非处方药专有标识的规定 | （1）非处方药专有标识的使用范围<br>（2）甲类、乙类非处方药的图案及颜色<br>（3）专有标识的印制及印刷的位置 |

# 第十五节  非处方药专有标识管理规定（暂行）

## 一、非处方药专有标识的使用范围

药品标签、使用说明书、内包装、外包装的专有标识，也可作经营非处方药药品的企业指南性标志。

未印有非处方药专有标识的非处方药药品一律不准出厂。

## 二、甲类、乙类非处方药的图案及颜色

红色专有标识用于甲类非处方药药品。

绿色专有标识用于乙类非处方药药品和用作指南性标志。

## 三、专有标识的印制

### 1. 大小

非处方药专有标识应与药品标签、使用说明书、内包装、外包装一体化印刷，其大小可根据实际需要设定，但必须醒目、清晰，并按照国家药品监督管理局公布的坐标比例使用。

### 2. 色标

药品的使用说明书和大包装可以单色印刷。单色印刷时，非处方药专有标识下方必须标示"甲类"或"乙类"字样。

标签和其他包装必须按照国家药品监督管理局公布的色标要求印刷。

## 四、专有标识印刷的位置

非处方药药品标签、使用说明书和每个销售基本单元包装印有中文药品通用名称（商品名称）的一面（侧），其右上角是非处方药专有标识的固定位置。

| 小单元 | 细目 | 要点 |
|---|---|---|
| （十六）处方药与非处方药流通管理暂行规定 | 1. 药店零售 | （1）销售处方药和甲类非处方药的资格、条件<br>（2）执业药师销售处方药的责任<br>（3）执业药师销售非处方药的责任<br>（4）处方药、非处方药的摆放要求<br>（5）处方药、非处方药不得采用的销售方式 |

| 小单元 | 细目 | 要点 |
|---|---|---|
| （十六）处方药与非处方药流通管理暂行规定 | 2. 普通商业企业零售 | （1）普通商业企业乙类非处方药的零售条件<br>（2）禁止性的规定<br>（3）乙类非处方药的摆放、采购<br>（4）销售乙类非处方药的人员资格 |

# 第十六节 处方药与非处方药流通管理暂行规定

## 一、药店零售

**1. 销售处方药和甲类非处方药的资格、条件**

① 销售处方药和甲类非处方药的零售药店必须具有《药品经营企业许可证》。

② 销售处方药和甲类非处方药的零售药店必须配备驻店执业药师或药师以上药学技术人员。

**2. 执业药师销售处方药的责任**

处方药必须凭执业医师或执业助埋医师处方销售、购买和使用。

① 执业药师或药师必须对医师处方进行审核、签字后依据处方正确调配、销售药品。

② 对处方不得擅自更改或代用。

③ 对有配伍禁忌或超剂量的处方，应当拒绝调配、销售，必要时，经处方医师更正或重新签字，方可调配、销售。

**3. 执业药师销售非处方药的责任**

执业药师或药师应对患者选购非处方药提供用药指导或提出寻求医师治疗的建议。

**4. 处方药、非处方药的摆放要求**

处方药、非处方药应当分柜摆放。

**5. 处方药、非处方药不得采用的销售方式**

① 处方药、非处方药不得采用有奖销售的销售方式。

② 处方药、甲类非处方药不得采用附赠药品或礼品销售等销售方式。

③ 处方药不得采用网上销售方式。

④ 处方药不得采用开架自选销售方式。

## 二、普通商业企业零售

**1. 普通商业企业乙类非处方药的零售条件**

① 在药品零售网点数量不足、布局不合理的地区。

② 必须经过当地地市级以上药品监督管理部门审查、批准、登记。

③ 颁发有乙类非处方药准销标志。

**2. 禁止性的规定**

① 普通商业企业不得销售处方药和甲类非处方药。

② 不得采用有奖销售、附赠药品或礼品销售等销售方式销售乙类非处方药，暂不允许采用网上销售方式销售乙类非处方药。

**3. 乙类非处方药的摆放、采购**

（1）摆放　普通商业企业销售乙类非处方药时，应设立专门货架或专柜，并按法律法规的规定摆放药品。

（2）采购　普通商业企业必须从具有《药品经营企业许可证》《药品生产企业许可证》的药品批发企业、药品生产企业采购乙类非处方药，并按有关药品监督管理规定保存采购记录备查。

**4. 销售乙类非处方药的人员资格**

普通商业企业的乙类非处方药销售人员及有关管理人员必须经过当地地市级以上药品监督管理部门适当的药品管理法律、法规和专业知识培训、考核并持证上岗。

| 小单元 | 细目 | 要点 |
|---|---|---|
| （十七）处方管理办法 | 1. 总则 | （1）适用范围及处方概念<br>（2）处方开具与调剂的原则 |
| | 2. 处方管理的一般规定 | （1）处方标准<br>（2）处方书写规则<br>（3）药品剂量与数量书写要求 |
| | 3. 处方权的获得 | （1）处方权的取得<br>（2）麻醉药品与第一类精神药品处方权和调剂资格的取得 |
| | 4. 处方的开具 | （1）购进同一通用名称药品品种的限制<br>（2）开具处方时使用药品名称的要求<br>（3）处方有效期<br>（4）处方一般用量 |

| 小单元 | 细目 | 要点 |
|---|---|---|
| （十七）处方管理办法 | 4. 处方的开具 | （5）不同情况及剂型的麻醉药品和精神药品处方的用法和用量<br>（6）利用计算机开具、传递处方和调剂处方的要求 |
| | 5. 处方的调剂 | （1）调剂处方药品操作规程<br>（2）处方用药适宜性审核的内容及用药不适宜情形的处理<br>（3）调剂处方"四查十对"、签名及不得调剂的规定<br>（4）不得限制门诊就诊人员持处方外购药品的规定 |
| | 6. 监督管理 | （1）处方点评制度<br>（2）不得从事处方调剂工作的规定<br>（3）处方保存期限及销毁程序<br>（4）麻醉药品、精神药品专册登记的规定 |
| | 7. 法律责任 | （1）使用未取得任职资格的人员从事处方调剂工作的处罚<br>（2）未按规定保管麻醉药品和精神药品处方及未依照规定进行专册登记的处罚<br>（3）药师未按规定调剂麻醉药品和精神药品处方的处罚<br>（4）药师未按规定调剂处方药品的处罚 |

# 第十七节　处方管理办法

## 一、总则

**1. 适用范围及处方概念**

（1）使用范围　适用于与处方开具、调剂、保管相关的医疗机构及其人员。

（2）处方概念　本办法所称处方，是指由注册的执业医师和执业助理医师（以下简称医师）在诊疗活动中为患者开具的、由取得药学专业技术职务任职资格的药学专业技术人员（以下简称药师）审核、调配、核对，并作为患者用药凭证的医疗文书。

处方包括医疗机构病区用药医嘱单。

**2. 处方开具与调剂的原则**

医师开具处方和药师调剂处方应当遵循安全、有效、经济的原则。

# 二、处方管理的一般规定

## （一）处方标准

处方标准由卫生部统一规定，处方格式由省、自治区、直辖市卫生行政部门（以下简称省级卫生行政部门）统一制定，处方由医疗机构按照规定的标准和格式印制。

**1. 处方内容**

（1）前记　包括医疗机构名称、费别、患者姓名、性别、年龄、门诊或住院病历号，科别或病区和床位号、临床诊断、开具日期等。可添列特殊要求的项目。

麻醉药品和第一类精神药品处方还应当包括患者身份证明编号，代办人姓名、身份证明编号。

（2）正文　以 Rp 或 R（拉丁文 Recipe "请取"的缩写）标示，分列药品名称、剂型、规格、数量、用法用量。

（3）后记　医师签名或者加盖专用签章，药品金额以及审核、调配，核对、发药药师签名或者加盖专用签章。

**2. 处方颜色**

① 普通处方的印刷用纸为白色。

② 急诊处方印刷用纸为淡黄色，右上角标注"急诊"。

③ 儿科处方印刷用纸为淡绿色，右上角标注"儿科"。

④ 麻醉药品和第一类精神药品处方印刷用纸为淡红色，右上角标注"麻、精一"。

⑤ 第二类精神药品处方印刷用纸为白色，右上角标注"精二"。

## （二）处方书写规则

① 患者一般情况、临床诊断填写清晰、完整，并与病历记载相一致。

② 每张处方限于一名患者的用药。

③ 字迹清楚，不得涂改；如需修改，应当在修改处签名并注明修改日期。

④ 药品名称应当使用规范的中文名称书写，没有中文名称的可以使用规范的英文名称书写；医疗机构或者医师、药师不得自行编制药品缩写名称或者使用代号；书写药品名称、剂量、规格、用法、用量要准确规范。药品用法可

用规范的中文、英文、拉丁文或者缩写体书写，但不得使用"遵医嘱""自用"等含糊不清字句。

⑤ 患者年龄应当填写实足年龄，新生儿、婴幼儿写日龄、月龄，必要时要注明体重。

⑥ 西药和中成药可以分别开具处方，也可以开具一张处方，中药饮片应当单独开具处方。

⑦ 开具西药、中成药处方，每一种药品应当另起一行，每张处方不得超过5种药品。

⑧ 中药饮片处方的书写，一般应当按照"君、臣、佐、使"的顺序排列；调剂、煎煮的特殊要求注明在药品右上方，并加括号，如布包、先煎、后下等；对饮片的产地、炮制有特殊要求的，应当在药品名称之前写明。

⑨ 药品用法用量应当按照药品说明书规定的常规用法用量使用，特殊情况需要超剂量使用时，应当注明原因并再次签名。

⑩ 除特殊情况外，应当注明临床诊断。

⑪ 开具处方后的空白处画一斜线以示处方完毕。

⑫ 处方医师的签名式样和专用签章应当与院内药学部门留样备查的式样相一致，不得任意改动，否则应当重新登记留样备案。

### （三）药品剂量与数量书写要求

① 药品剂量与数量用阿拉伯数字书写。

② 剂量应当使用法定剂量单位：重量以克（g）、毫克（mg）、微克（μg）、纳克（ng）为单位；容量以升（L）、毫升（mL）为单位；国际单位（IU）、单位（U）；中药饮片以克（g）为单位。

## 三、处方权的获得

**1. 处方权的取得**

① 注册的执业医师在执业地点取得相应的处方权。医师应当在注册的医疗机构签名留样或者专用签章备案后，方可开具处方。

② 注册的执业助理医师在医疗机构开具的处方，应当经所在执业地点执业医师签名或加盖专用签章后方有效。

**2. 麻醉药品与第一类精神药品处方权和调剂资格的取得**

（1）处方权的取得　执业医师经考核合格后取得麻醉药品和第一类精神药品的处方权，可在本机构开具麻醉药品和第一类精神药品处方，但不得为自己开具该类药品处方。

（2）调剂资格的取得　药师经考核合格后取得麻醉药品和第一类精神药品调剂资格。可在本机构调剂麻醉药品和第一类精神药品。

## 四、处方的开具

**1. 购进同一通用名称药品品种的限制**

医疗机构应当按照经药品监督管理部门批准并公布的药品通用名称购进药品。同一通用名称药品的品种，注射剂型和口服剂型各不得超过 2 种，处方组成类同的复方制剂 1～2 种。因特殊诊疗需要使用其他剂型和剂量规格药品的情况除外。

**2. 开具处方时使用药品名称的要求**

① 医师开具处方应当使用经药品监督管理部门批准并公布的药品通用名称、新活性化合物的专利药品名称和复方制剂药品名称。

② 医师开具院内制剂处方时应当使用经省级卫生行政部门审核、药品监督管理部门批准的名称。

③ 医师可以使用由卫生部公布的药品习惯名称开具处方。

**3. 处方有效期**

① 处方开具当日有效。

② 特殊情况下需延长有效期的，由开具处方的医师注明有效期限，但有效期最长不得超过 3 天。

**4. 处方一般用量**

① 处方一般不得超过 7 日用量。

② 急诊处方一般不得超过 3 日用量。

③ 对于某些慢性病、老年病或特殊情况，处方用量可适当延长，但医师应当注明理由。

**5. 不同情况及剂型的麻醉药品和精神药品处方的用法和用量**

① 为门（急）诊患者开具的麻醉药品注射剂，每张处方为一次常用量；控（缓）释制剂，每张处方不得超过 7 日常用量；其他剂型，每张处方不得超过 3 日常用量。

② 为门（急）诊患者开具的第一类精神药品注射剂，每张处方为一次常用量；控（缓）释制剂，每张处方不得超过 7 日常用量；其他剂型，每张处方不得超过 3 日常用量。

③ 为门（急）诊患者开具的第二类精神药品一般每张处方不得超过 7 日常用量；对于慢性病或某些特殊情况的患者，处方用量可以适当延长，医师应当注明理由。

④ 为门（急）诊癌症疼痛患者和中重度慢性疼痛患者开具的麻醉药品、第一类精神药品注射剂，每张处方不得超过 3 日常用量；控（缓）释制剂，每张处方不得超过 15 日常用量；其他剂型，每张处方不得超过 7 日常用量。

⑤ 为住院患者开具的麻醉药品和第一类精神药品处方应当逐日开具，每张处方为 1 日常用量。

**6. 利用计算机开具、传递处方和调剂处方的要求**

（1）开具、传递处方的要求　医师利用计算机开具、传递普通处方时，应当同时打印出纸质处方，其格式与手写处方一致；打印的纸质处方经签名或者加盖签章后有效。药师核发药品时，应当核对打印的纸质处方，无误后发给药品，并将打印的纸质处方与计算机传递处方同时收存备查。

（2）调剂处方的要求　药师核发药品时，应当核对打印的纸质处方，无误后发给药品，并将打印的纸质处方与计算机传递处方同时收存被查。

## 五、处方的调剂

**1. 调剂处方药品操作规程**

（1）调配处方　认真审核处方，准确调配药品，正确书写药袋或粘贴标签，注明患者姓名和药品名称、用法、用量，包装。

（2）交付药品　向患者交付药品时，按照药品说明书或者处方用法，进行用药交代与指导，包括每种药品的用法、用量、注意事项等。

**2. 处方用药适宜性审核的内容及用药不适宜情形的处理**

药师应当认真逐项检查处方前记、正文和后记书写是否清晰、完整，并确认处方的合法性。

药师应当对处方用药适宜性进行审核，审核内容包括：

① 规定必须做皮试的药品，处方医师是否注明过敏试验及结果的判定；

② 处方用药与临床诊断的相符性；

③ 剂量、用法的正确性；

④ 选用剂型与给药途径的合理性；

⑤ 是否有重复给药现象；

⑥ 是否有潜在临床意义的药物相互作用和配伍禁忌；

⑦ 其他用药不适宜情况。

用药不适宜情形的处理如下：

① 药师经处方审核后，认为存在用药不适宜时，应当告知处方医师，请其确认或者重新开具处方。

② 药师发现严重不合理用药或者用药错误，应当拒绝调剂，及时告知处

方医师，并应当记录，按照有关规定报告。

**3. 调剂处方"四查十对"、签名及不得调剂的规定**

药师调剂处方时必须做到"四查十对"：查处方，对科别、姓名、年龄；查药品，对药名、剂型、规格、数量；查配伍禁忌，对药品性状、用法用量；查用药合理性，对临床诊断。

药师在完成处方调剂后，应当在处方上签名或者加盖专用签章。药师对于不规范处方或者不能判定其合法性的处方，不得调剂。

**4. 不得限制门诊就诊人员持处方外购药品的规定**

除麻醉药品、精神药品、医疗用毒性药品和儿科处方外，医疗机构不得限制门诊就诊人员持处方到药品零售企业购药。

## 六、监督管理

**1. 处方点评制度**

医疗机构应当建立处方点评制度，填写处方评价表，对处方实施动态监测及超常预警，登记并通报不合理处方，对不合理用药及时予以干预。

**2. 不得从事处方调剂工作的规定**

未取得处方权的人员及被取消处方权的医师不得开具处方。未取得麻醉药品和第一类精神药品处方资格的医师不得开具麻醉药品和第一类精神药品处方。

**3. 处方保存期限及销毁程序**

（1）处方保存　处方由调剂处方药品的医疗机构妥善保存。普通处方、急诊处方、儿科处方保存期限为 1 年，医疗用毒性药品、第二类精神药品处方保存期限为 2 年，麻醉药品和第一类精神药品处方保存期限为 3 年。

（2）处方销毁　处方保存期满后，经医疗机构主要负责人批准、登记备案，方可销毁。

**4. 麻醉药品、精神药品专册登记的规定**

医疗机构应当根据麻醉药品和精神药品处方开具情况，按照麻醉药品和精神药品品种、规格对其消耗量进行专册登记，登记内容包括发药日期、患者姓名、用药数量。专册保存期限为 3 年。

## 七、法律责任

**1. 使用未取得任职资格的人员从事处方调剂工作的处罚**

① 使用未取得处方权的人员、被取消处方权的医师开具处方的。

② 使用未取得麻醉药品和第一类精神药品处方资格的医师开具麻醉药品

和第一类精神药品处方的。

③ 使用未取得药学专业技术职务任职资格的人员从事处方调剂工作的。

上述未取得任职资格的人员从事处方调剂工作的，法律责任包括：

① 由县级以上卫生行政部门责令限期改正。

② 并可处以 5000 元以下的罚款。

③ 情节严重的，吊销其《医疗机构执业许可证》。

**2. 未按规定保管麻醉药品和精神药品处方及未依照规定进行专册登记的处罚**

医疗机构未按照规定保管麻醉药品和精神药品处方，或者未依照规定进行专册登记的，按照《麻醉药品和精神药品管理条例》第七十二条的规定，法律责任包括：

① 由设区的市级卫生行政部门责令限期改正，给予警告。

② 逾期不改正的，处 5000 元以上 1 万元以下的罚款。

③ 情节严重的，吊销其印鉴卡。

④ 对直接负责的主管人员和其他直接责任人员，依法给予降级、撤职、开除的处分。

**3. 药师未按规定调剂麻醉药品和精神药品处方的处罚**

药师未按照规定调剂麻醉药品、精神药品处方的，造成严重后果的，取消其执业证书。

**4. 药师未按规定调剂处方药品的处罚**

药师未按照规定调剂处方药品，法律责任包括：

① 情节严重的，由县级以上卫生行政部门责令改正、通报批评，给予警告。

② 并由所在医疗机构或者其上级单位给予纪律处分。

| 小单元 | 细目 | 要点 |
|---|---|---|
| （十八）药品不良反应报告和监测管理办法 | 1. 总则 | （1）宗旨、适用范围<br>（2）报告制度及管理部门 |
| | 2. 报告 | （1）报告要求<br>（2）新药、进口药品不良反应的报告范围及要求<br>（3）单位及个人发现药品不良反应的报告程序与规定 |
| | 3. 评价与控制 | （1）药品不良反应的评价<br>（2）药品不良反应的控制 |
| | 4. 处罚 | 应予处罚的情况 |

| 小单元 | 细目 | 要点 |
|--------|------|------|
| （十八）药品不良反应报告和监测管理办法 | 5. 附则 | （1）药品不良反应、新的药品不良反应、药品严重不良反应的界定<br>（2）报告的内容和统计资料的适用范围 |

# 第十八节　药品不良反应报告和监测管理办法

## 一、总则

### （一）宗旨、适用范围

**1. 宗旨**

加强上市药品的安全监管，规范药品不良反应报告和监测的管理，保障公众用药安全。

**2. 适用范围**

中国境内的药品生产企业、药品经营企业、医疗卫生机构、药品不良反应监测专业机构、食品药品监督管理部门和其他有关主管部门应按规定报告所发现的药品不良反应。

### （二）报告制度及管理部门

**1. 报告制度**

药品不良反应实行逐级、定期报告制度，必要时可以越级报告。

**2. 管理部门**

（1）国家局　国家食品药品监督管理局负责全国药品不良反应报告和监测的管理工作，并履行以下主要职责：

① 会同卫生部制定药品不良反应报告的管理规章和政策，并监督实施；

② 通报全国药品不良反应报告和监测情况；

③ 组织检查药品生产、经营企业的药品不良反应报告和监测工作的开展情况，并会同卫生部组织检查医疗卫生机构的药品不良反应报告和监测工作的开展情况；

④ 对突发、群发、影响较大并造成严重后果的药品不良反应组织调查、确认和处理；

⑤ 对已确认发生严重不良反应的药品，国家食品药品监督管理局可以采取紧急控制措施，并依法作出行政处理决定。

（2）省局 省、自治区、直辖市药品监督管理部门负责本行政区域内药品不良反应报告和监测的管理工作，并履行以下主要职责：

① 根据本办法会同同级卫生行政部门制定本行政区域内药品不良反应报告及管理规定，并监督实施；

② 会同同级卫生行政部门组织本行政区域内药品不良反应报告和监测的宣传、教育、培训工作；

③ 组织检查本行政区域内药品生产、经营企业的药品不良反应报告和监测工作的开展情况，并会同同级卫生行政部门组织检查本行政区域内医疗卫生机构的药品不良反应报告和监溯工作的开展情况；

④ 对本行政区域内发生的药品严重不良反应组织调查、确认和处理；

⑤ 对在本行政区域内已确认发生严重不良反应的药品，省、自治区、直辖市药品监督管理局可以采取紧急控制措施，并依法作出行政处理决定。

（3）各级卫生行政部门 各级卫生行政部门负责医疗卫生机构中与实施药品不良反应报告制度有关的管理工作。国务院卫生行政部门和地方各级卫生行政部门在职责范围内，依法对已确认的药品不良反应采取相关的紧急措施。

（4）国家药品不良反应监测中心 国家药品不良反应监测中心负责全国药品不良反应报告和监测的技术工作，并履行以下主要职责：

① 承担全国药品不良反应报告资料的收集、评价、反馈和上报工作；

② 对省、自治区、直辖市药品不良反应监测中心进行技术指导；

③ 承办国家药品不良反应信息资料库和监测网络的建设及维护工作；

④ 组织药品不良反应宣传、教育、培训和药品不良反应信息刊物的编辑、出版工作；

⑤ 参与药品不良反应监测的国际交流；

⑥ 组织药品不良反应监测方法的研究。

## 二、报告

### （一）报告要求

药品不良反应实行逐级、定期报告制度，必要时可以越级报告。

**1. 单位的报告要求**

药品生产、经营企业和医疗卫生机构必须指定专（兼）职人员负责本单位生产、经营、使用药品的不良反应报告和监测工作，发现可能与用药有关的不良反应应详细记录、调查、分析、评价、处理，并填写《药品不良反应/事件报告表》，每季度集中向所在地的省、自治区、直辖市药品不良反应监测中心报告，其中新的或严重的药品不良反应应于发现之日起 15 日内报告，死亡病例必须及时报告。

**2. 省级药品不良反应经检测中心的报告要求**

省、自治区、直辖市药品不良反应监测中心，应每季度向国家药品不良反应监测中心报告所收集的一般不良反应报告。

对新的或严重的不良反应报告应当进行核实，并于接到报告之日起 3 日内报告，同时抄报本省、自治区、直辖市（食品）药品监督管理局和卫生厅（局）。

每年向国家药品不良反应监测中心报告所收集的定期汇总报告。

**3. 国家药品不良反应监测中心的报告要求**

国家药品不良反应监测中心应每半年向国家食品药品监督管理局和卫生部报告药品不良反应监测统计资料，其中新的或严重的不良反应报告和群体不良反应报告资料应分析评价后及时报告。

### (二) 新药、进口药品不良反应的报告范围及要求

**1. 新药的报告范围及要求**

新药监测期内的药品应报告该药品发生的所有不良反应。

新药监测期已满的药品，报告该药品引起的新的和严重的不良反应。

药品生产企业除按第十三条规定报告外，还应以《药品不良反应/事件定期汇总表》的形式进行年度汇总后，向所在地的省、自治区、直辖市药品不良反应监测中心报告。对新药监测期内的药品，每年汇总报告一次；对新药监测期已满的药品，在首次药品批准证明文件有效期届满当年汇总报告一次，以后每 5 年汇总报告一次。

**2. 进口药品的报告**

进口药品自首次获准进口之日起 5 年内，报告该进口药品发生的所有不良反应，每年汇总报告一次。

进口满 5 年的，报告该进口药品发生的新的和严重的不良反应，每 5 年汇总报告一次。

进口药品在其他国家和地区发生新的或严重的不良反应，代理经营该进口药品的单位应于不良反应发现之日起一个月内报告国家药品不良反应监测中心。

### (三) 单位及个人发现药品不良反应的报告程序与规定

**1. 单位发现群体不良反应的报告**

药品生产、经营企业和医疗卫生机构发现群体不良反应，应立即向所在地的省、自治区、直辖市食品药品监督管理局、卫生厅（局）以及药品不良反应

监测中心报告。省、自治区、直辖市食品药品监督管理局应立即会同同级卫生厅（局）组织调查核实，并向国家食品药品监督管理局、卫生部和国家药品不良反应监测中心报告。

**2. 个人发现新的或严重的不良反应的报告**

个人发现药品引起的新的或严重的不良反应，可直接向所在地的省、自治区、直辖市药品不良反应监测中心或食品药品监督管理部门报告。

## 三、评价与控制

**1. 药品不良反应的评价**

药品生产、经营企业和医疗卫生机构应经常对本单位生产、经营、使用的药品所发生的不良反应进行分析、评价，并应采取有效措施减少和防止药品不良反应的重复发生。

省、自治区、直辖市药品不良反应监测中心应及时对药品不良反应报告进行核实，作出客观、科学、全面的分析，提出关联性评价意见，并将分析评价意见上报国家药品不良反应监测中心，由国家药品不良反应监测中心做进一步的分析评价。

**2. 药品不良反应的控制**

根据分析评价结果，国家食品药品监督管理局可以采取责令修改药品说明书，暂停生产、销售和使用的措施。

对不良反应大或者其他原因危害人体健康的药品，应当撤销该药品批准证明文件，并予以公布。

已被撤销批准证明文件的药品，不得生产或者进口、销售和使用；已经生产或者进口的，由当地（食品）药品监督管理部门监督销毁或者处理。

## 四、处罚

**1. 药品生产、药品经营和药品使用单位的法律责任**

药品生产、药品经营和药品使用单位有下列情形之一的：

① 无专职或兼职人员负责本单位药品不良反应监测工作的；

② 未按要求报告药品不良反应的；

③ 发现药品不良反应匿而不报的；

④ 未按要求修订药品说明书的；

⑤ 隐瞒药品不良反应资料。

法律责任包括：省级以上药品监督管理部门对药品生产、经营企业和除医疗机构外的药品使用单位有下列情形之一的，视情节严重程度，予以责令改正、通报批评或警告，并可处以一千元以上三万元以下的罚款；情节严重并造成不良后果的，按照有关法律法规的规定进行处罚。

**2. 医疗卫生机构的法律责任**

医疗卫生机构有以上行为之一的，由药品监督管理部门移交同级卫生主管部门进行处理。

## 五、附则

**1. 药品不良反应、新的药品不良反应、药品严重不良反应的界定**

（1）药品不良反应是指合格药品在正常用法用量下出现的与用药目的无关的或意外的有害反应。

（2）新的药品不良反应是指药品说明书中未载明的不良反应。

（3）药品严重不良反应是指因服用药品引起以下损害情形之一的反应：①引起死亡；②致癌、致畸、致出生缺陷；③对生命有危险并能够导致人体永久的或显著的伤残；④对器官功能产生永久损伤；⑤导致住院或住院时间延长。

**2. 报告的内容和统计资料的适用范围**

药品不良反应报告的内容和统计资料是加强药品监督管理、指导合理用药的依据，不作为医疗事故、医疗诉讼和处理药品质量事故的依据。

| 小单元 | 细目 | 要点 |
|---|---|---|
| （十九）药品注册管理办法 | 1. 总则 | 适用范围 |
| | 2. 基本要求 | 药品注册申请的分类和每类申请的界定 |
| | 3. 药物的临床试验 | 药物各期临床试验的目的和基本要求 |
| | 4. 药品批准文号 | 药品批准文号的格式 |

# 第十九节　药品注册管理办法

## 一、适用范围

适用于在中华人民共和国境内申请药物临床试验、药品生产和药品进口，以及进行药品审批、注册检验和监督管理。

## 二、药品注册申请的分类和每类申请的界定

（1）新药申请　是指未曾在中国境内上市销售的药品的注册申请。

对已上市药品改变剂型、改变给药途径、增加新适应证的药品注册按照新药申请的程序申报。

仿制生物制品按照新药申请的程序申报。

（2）仿制药申请 是指生产国家食品药品监督管理局已批准上市的已有国家标准的药品的注册申请。

（3）进口药申请 是指境外生产的药品在中国境内上市销售的注册申请。

（4）补充申请 是指新药申请、仿制药申请或者进口药品申请经批准后，改变、增加或者取消原批准事项或者内容的注册申请。

## 三、药物各期临床试验的目的和基本要求

药物临床试验（包括生物等效性试验）必须经过国家局批准，且必须执行《药物临床试验质量管理规范》（GCP），临床试验分为Ⅰ、Ⅱ、Ⅲ、Ⅳ期。

Ⅰ期临床试验：初步的临床药理学及人体安全性评价试验。观察人体对于新药的耐受程度和药代动力学，为制定给药方案提供依据。

Ⅱ期临床试验：治疗作用初步评价阶段。其目的是初步评价药物对目标适应证患者的治疗作用和安全性，也包括为Ⅲ期临床试验研究设计和给药剂量方案的确定提供依据。此阶段的研究设计可以根据具体的研究目的，采用多种形式，包括随机盲法对照临床试验。

Ⅲ期临床试验：治疗作用确证阶段。其目的是进一步验证药物对目标适应证患者的治疗作用和安全性，评价利益与风险关系，最终为药物注册申请的审查提供充分的依据。试验一般应为具有足够样本量的随机盲法对照试验。

Ⅳ期临床试验：新药上市后应用研究阶段。其目的是考察在广泛使用条件下的药物的疗效和不良反应，评价在普通或者特殊人群中使用的利益与风险关系以及改进给药剂量等。

生物等效性试验：是指用生物利用度研究的方法，以药代动力学参数为指标，比较同一种药物的相同或者不同剂型的制剂，在相同的试验条件下，其活性成分吸收程度和速度有无统计学差异的人体试验。

## 四、药品批准文号的格式

药品批准文号的格式为：国药准字 H（Z、S、J）＋4 位年号＋4 位顺序号，其中 H 代表化学药品，Z 代表中药，S 代表生物制品，J 代表进口药品分包装。

《进口药品注册证》证号的格式为：H（Z、S）＋4 位年号＋4 位顺序号。

《医药产品注册证》证号的格式为：H（Z、S）C＋4 位年号＋4 位顺序

号，其中 H 代表化学药品，Z 代表中药，S 代表生物制品。对于境内分包装用大包装规格的注册证，其证号在原注册证号前加字母 B。

新药证书号的格式为：国药证字 H（Z，S）＋4 位年号＋4 位顺序号，其中 H 代表化学药品，Z 代表中药，S 代表生物制品。

新药临床试验和生产申请审批程序见图 3-1。

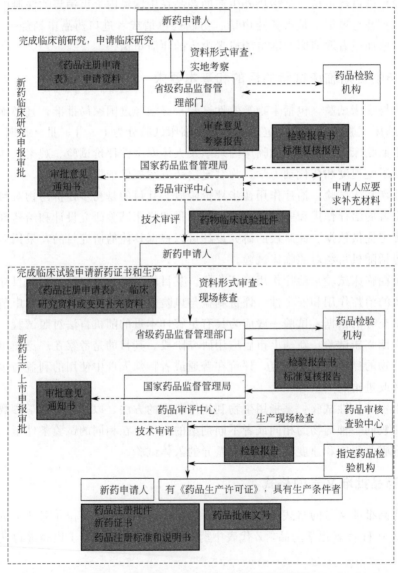

图 3-1　新药临床试验和生产申请审批程序

| 小单元 | 细目 | 要点 |
|---|---|---|
| （二十）药品生产质量管理规范 | 1. 总则 | 性质和适用范围 |
| | 2. 机构与人员 | （1）主管药品生产、质量管理的企业负责人的资质<br>（2）药品生产、质量管理部门负责人的资质<br>（3）药品生产操作及质量检验人员的资质 |
| | 3. 厂房与设施 | （1）药品生产企业生产环境、产区布局的要求<br>（2）药品生产厂房的要求<br>（3）洁净室（区）的空气净化、压差、温度、湿度、水池地漏、人员进出的规定<br>（4）对生产厂房设施有特殊要求的药品 |
| | 4. 物料 | （1）药品生产用物料购入、储存期限、发放和使用<br>（2）不合格物料的管理<br>（3）药品的标签、使用说明书的管理 |
| | 5. 卫生 | （1）洁净室（区）卫生管理要求<br>（2）药品生产人员的健康规定 |
| | 6. 文件 | （1）产品生产管理文件种类<br>（2）产品质量管理文件种类 |
| | 7. 生产管理 | （1）批生产记录的要求及其保存期限<br>（2）生产操作应采取的防止药品污染和混淆的措施<br>（3）批包装记录的内容 |
| | 8. 质量管理 | 质量管理部门的主要职责 |
| | 9. 产品销售与收回 | （1）销售记录的内容及保存期限<br>（2）药品退货和收回记录的内容<br>（3）有质量问题退货和收回的药品的销毁程序 |

# 第二十节　药品生产质量管理规范

## 一、性质和适用范围

本规范是药品生产和质量管理的基本准则。

适用于药品制剂生产的全过程、原料药生产中影响成品质量的关键工序。

## 二、机构与人员

**1. 企业负责人的资质**

企业主管药品生产管理和质量管理的负责人是药品质量的主要责任人，全面负责企业日常管理。包括提供必要的资源，合理计划、组织和协调，保证质量管理部门独立履行其职责。

**2. 生产管理负责人、质量管理负责人和质量受权人的资质**

生产管理负责人应具有药学或相关专业本科以上学历（或中级技术职称或执业药师资格），具有≥3年的实践经验，其中至少有1年药品生产管理经验，接受过与所生产产品相关的专业培训。

质量管理负责人应具有药学或相关专业本科以上学历（或中级技术职称或执业药师资格），具有≥5年的实践经验，其中至少有1年药品质量管理经验，接受过与所生产产品相关的专业培训。

质量受权人应具有药学或相关专业本科以上学历（或中级技术职称或执业药师资格），具有≥5年的实践经验，从事过药品生产过程控制和质量检验工作。具有专业理论知识，并经过与产品放行有关的培训。

药品生产管理部门和质量管理部门负责人不得互相兼任。

**3. 药品生产操作及质量检验人员的资质**

从事药品生产操作及质量检验的人员应经专业技术培训，具有基础理论知识和实际操作技能。

对从事高生物活性、高毒性、强污染性、高致敏性及有特殊要求的药品生产操作和质量检验人员应经相应专业的技术培训。

## 三、厂房与设施

**1. 药品生产企业生产环境、产区布局的要求**

药品生产企业必须有整洁的生产环境；厂区的地面、路面及运输等不应对药品的生产造成污染；生产、行政、生活和辅助区的总体布局应合理，不得互相妨碍。见图3-2。

**2. 药品生产厂房的要求**

厂房应按生产工艺流程及所要求的空气洁净级别进行合理布局。同一厂房内以及相邻厂房之间的生产操作不得相互妨碍。

厂房应有防止昆虫和其他动物进入的设施。

在设计和建设厂房时，应考虑使用时便于进行清洁工作。

厂房必要时应有防尘及捕尘设施。见图3-3。

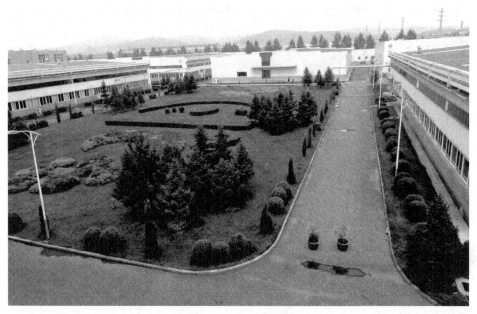

图 3-2　厂区布局实例

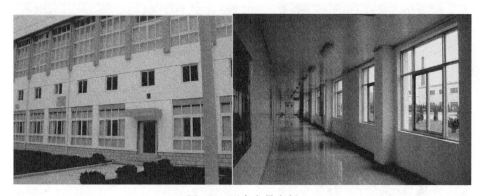

图 3-3　厂房实景实例

**3. 洁净室（区）的空气净化、压差、温度、湿度、水池地漏、人员进出的规定**

（1）空气净化　进入洁净室（区）的空气必须净化，并根据生产工艺要求划分空气洁净级别。洁净室（区）内空气的微生物数和尘粒数应定期监测，监测结果应记录存档。见图 3-4。

（2）压差　空气洁净级别不同的相邻房间之间的静压差应大于 5Pa，洁净室（区）与室外大气的静压差应大于 10Pa，并应有指示压差的装置。

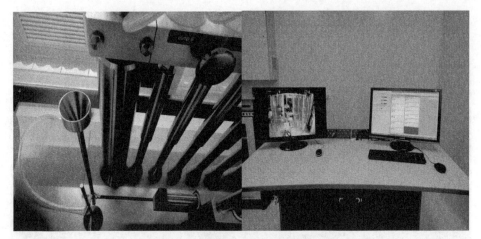

图 3-4　在线监测悬浮粒子、微生物

（3）温湿度　洁净室（区）的温度和相对湿度应与药品生产工艺要求相适应。无特殊要求时，温度应控制在 18～26℃，相对湿度控制在 45％～65％。见图 3-5。

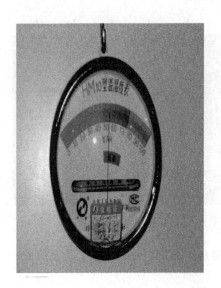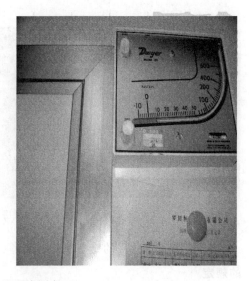

图 3-5　温湿度测定

（4）水池地漏　洁净室（区）内安装的水池、地漏不得对药品产生污染。

（5）人员进出　不同空气洁净度级别的洁净室（区）之间的人员及物料出入，应有防止交叉污染的措施。见图 3-6。

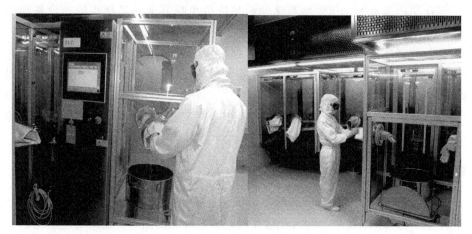

图 3-6　防止交叉污染隔离系统

另外，洁净室（区）的内表面应平整光滑、无裂缝、接口严密、无颗粒物脱落，并能耐受清洗和消毒，墙壁与地面的交界处宜成弧形或采取其他措施，以减少灰尘积聚和便于清洁。见图 3-7。

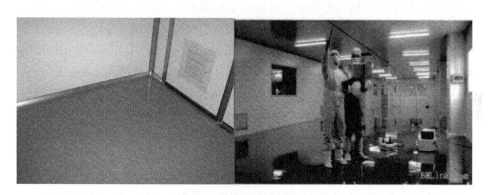

图 3-7　洁净室内表面示例

**4. 对生产厂房设施有特殊要求的药品**

① 生产青霉素类等高致敏性药品必须使用独立的厂房与设施，分装室应保持相对负压，排至室外的废气应经净化处理并符合要求，排风口应远离其他空气净化系统的进风口。

② 生产 $\beta$-内酰胺结构类药品必须使用专用设备和独立的空气净化系统，并与其他药品生产区域严格分开。

③ 避孕药品的生产厂房应与其他药品生产厂房分开，并装有独立的、专用的空气净化系统。

④ 生产激素类、抗肿瘤类化学药品应避免与其他药品使用同一设备和空气净化系统；不可避免时，应采用有效的防护措施和必要的验证。

⑤ 放射性药品的生产、包装和储存应使用专用的、安全的设备，生产区排出的空气不应循环使用，排气中应避免含有放射性微粒，符合国家关于辐射防护的要求与规定。

⑥ 强毒微生物及芽孢菌制品的区域与相邻区域应保持相对负压，并有独立的空气净化系统。

## 四、物料

**1. 药品生产用物料购入、储存期限、发放和使用**

药品生产所用物料的购入、储存期限、发放、使用等应制定管理制度。

（1）物料的购入

① 药品生产所用的物料，应符合药品标准、包装材料标准、生物制品规程或其他有关标准，不得对药品的质量产生不良影响。进口原料药应有口岸药品检验所的药品检验报告。

② 药品生产所用的中药材，应按质量标准购入，其产地应保持相对稳定。

③ 药品生产所用物料应从符合规定的单位购进，并按规定入库。

（2）物料的储存期限　物料应按规定的使用期限储存，无规定使用期限的，其储存一般不超过三年，期满后应复验。储存期内如有特殊情况应及时复验。

（3）物料的发放和使用　麻醉药品、精神药品、毒性药品（包括药材）、放射性药品及易燃、易爆和其他危险品的验收、储存、保管、发放要严格执行国家有关规定。菌毒种的验收、储存、保管、使用、发放、销毁应执行国家有关医学微生物菌株保管的规定。

**2. 不合格物料的管理**

不合格的物料要专区存放，有易于识别的明显标志，并按有关规定及时处理。

**3. 药品的标签、使用说明书的管理**

① 标签和使用说明书均应按品种、规格有专柜或专库存放，凭批包装指令发放，按实际需要量领取。

② 标签要计数发放，领用人核对、签名，使用数、残损数及剩余数之和应与领用数相符，印有批号的残损或剩余标签应由专人负责计数销毁。

③ 标签发放、使用、销毁应有记录。

④ 药品的标签、使用说明书应由专人保管、领用。

⑤ 药品的标签、使用说明书必须与药品监督管理部门批准的内容、式样、文字相一致。

⑥ 标签、使用说明书须经企业质量管理部门校对无误后印制、发放、使用。

## 五、卫生

**1. 洁净室（区）卫生管理要求**

① 更衣室、浴室及厕所的设置不得对洁净室产生不良影响。

② 工作服的选材、式样及穿戴方法应与生产操作和空气洁净度级别要求相适应，并不得混用。

③ 洁净室（区）仅限于该区域生产操作人员和经批准的人员进入。

④ 进入洁净室（区）的人员不得化妆和戴饰物，不得裸手直接接触药品。

⑤ 洁净室（区）应定期消毒。使用的消毒剂不得对设备、物料和成品产生污染。消毒剂品种应定期更换，防止产生耐药菌株。

**2. 药品生产人员的健康规定**

直接接触药品的生产人员每年至少体检一次。

传染病、皮肤病患者和体表有伤口者不得从事直接接触药品的生产。

## 六、文件

**1. 产品生产管理文件种类**

① 生产工艺规程。

② 岗位操作法或标准操作规程。

③ 批生产记录。

**2. 产品质量管理文件种类**

① 药品的申请和审批文件。

② 物料、中间产品和成品质量标准及其检验操作规程。

③ 产品质量稳定性考察。

④ 批检验记录。

## 七、生产管理

**1. 批生产记录的要求及其保存期限**

（1）要求

① 批生产记录应字迹清晰、内容真实、数据完整，并由操作人及复核人签名。

② 记录应保持整洁，不得撕毁和任意涂改；更改时，在更改处签名，并使原数据仍可辨认。

（2）保存期限

① 批生产记录应按批号归档，保存至药品有效期后一年。

② 未规定有效期的药品，其批生产记录至少保存三年。

**2. 生产操作应采取的防止药品污染和混淆的措施**

① 生产前应确认无上次生产遗留物。

② 应防止尘埃的产生和扩散。

③ 不同产品品种、规格的生产操作不得在同一生产操作间同时进行。有数条包装线同时进行包装时，应采取隔离或其他有效防止污染或混淆的设施。

④ 生产过程中应防止物料及产品所产生的气体、蒸气、喷雾物或生物体等引起的交叉污染。

⑤ 每一生产操作间或生产用设备、容器应有所生产的产品或物料名称、批号、数量等状态标志。

⑥ 拣选后药材的洗涤应使用流动水，用过的水不得用于洗涤其他药材。不同药性的药材不得在一起洗涤。洗涤后的药材及切制和炮制品不宜露天干燥。

**3. 批包装记录的内容**

① 待包装产品的名称、批号、规格。

② 印有批号的标签和使用说明书以及产品合格证。

③ 待包装产品和包装材料的领取数量及发放人、领用人、核对人签名。

④ 已包装产品的数量。

⑤ 前次包装操作的清场记录（副本）及本次包装清场记录（正本）。

⑥ 本次包装操作完成后的检验核对结果、核对人签名。

⑦ 生产操作负责人签名。

## 八、质量管理部门的主要职责

① 制定和修订物料、中间产品和成品的内控标准和检验操作规程，制定取样和留样制度。

② 制定检验用设备、仪器、试剂、试液、标准品（或对照品）、滴定液、培养基、实验动物等管理办法。

③ 决定物料和中间产品的使用。

④ 审核成品发放前批生产记录，决定成品发放。

⑤ 审核不合格品处理程序。

⑥ 对物料、中间产品和成品进行取样、检验、留样，并出具检验报告。

⑦ 监测洁净室（区）的尘粒数和微生物数。

⑧ 评价原料、中间产品及成品的质量稳定性，为确定物料贮存期、药品

有效期提供数据。

⑨ 制定质量管理和检验人员的职责。

## 九、产品销售与收回

**1. 销售记录的内容及保存期限**

（1）内容 销售记录内容应包括：品名、剂型、批号、规格、数量、收货单位和地址、发货日期。

（2）保存期限 销售记录应保存至药品有效期后一年。未规定有效期的药品，其销售记录应保存三年。

**2. 药品退货和收回记录的内容**

药品退货和收回记录内容应包括：品名、批号、规格、数量、退货和收回单位及地址、退货和收回原因及日期、处理意见。

**3. 有质量问题退货和收回的药品的销毁程序**

因质量原因退货和收回的药品制剂，应在质量管理部门监督下销毁，涉及其他批号时，应同时处理。

| 小单元 | 细目 | 要点 |
|---|---|---|
| （二十一）药品生产质量管理规范附录 | 1. 总则 | （1）药品生产洁净室（区）的空气洁净度划分级别<br>（2）洁净室（区）的管理要求 |
| | 2. 无菌药品 | （1）无菌药品生产环境的空气洁净度级别要求<br>（2）批的划分原则 |
| | 3. 非无菌药品 | （1）非无菌药品生产环境空气洁净度级别的最低要求<br>（2）批的划分原则 |
| | 4. 中药制剂 | 批的划分原则 |

# 第二十一节 药品生产质量管理规范附录

## 一、总则

**1. 药品生产洁净室（区）的空气洁净度划分级别**

药品生产洁净室（区）的空气洁净度划分为四个级别：100 级、10000 级、100000 级、300000 级。

**2. 洁净室（区）的管理要求**

① 洁净室（区）内人员数量应严格控制。其工作人员（包括维修、辅助人员）应定期进行卫生和微生物学基础知识、洁净作业等方面的培训及考核；对进入洁净室（区）的临时外来人员应进行指导和监督。

② 洁净室（区）与非洁净室（区）之间必须设置缓冲设施，人、物流走向合理。

③ 100级洁净室（区）内不得设置地漏，操作人员不应裸手操作，当不可避免时，手部应及时消毒。

④ 10000级洁净室（区）使用的传输设备不得穿越较低级别区域。

⑤ 100000级以上区域的洁净工作服应在洁净室（区）内洗涤、干燥、整理，必要时应按要求灭菌。

⑥ 洁净室（区）内设备保温层表面应平整、光洁，不得有颗粒性物质脱落。

⑦ 洁净室（区）内应使用无脱落物、易清洗、易消毒的卫生工具，卫生工具要存放于对产品不造成污染的指定地点，并应限定使用区域。

⑧ 洁净室（区）在静态条件下检测的尘埃粒子数、浮游菌数或沉降菌数必须符合规定，应定期监控动态条件下的洁净状况。

⑨ 洁净室（区）的净化空气如可循环使用，应采取有效措施避免污染和交叉污染。

⑩ 空气净化系统应按规定清洁、维修、保养并做记录。

## 二、无菌药品

**1. 无菌药品生产环境的空气洁净度级别要求**

（1）最终灭菌药品

① 100级或10000级监督下的局部100级：大容量注射剂（≥50mL）的灌封。

② 10000级：注射剂的稀配、滤过；小容量注射剂的灌封；直接接触药品的包装材料的最终处理。

③ 100000级：注射剂浓配或采用密闭系统的稀配。

（2）非最终灭菌药品

① 100级或10000级背景下局部100级：灌装前不需除菌滤过的药液配制；注射剂的灌封、分装和压塞；直接接触药品的包装材料最终处理后的暴露环境。

② 10000级：灌装前需除菌滤过的药液配制。

③ 100000 级：轧盖，直接接触药品的包装材料最后一次精洗的最低要求。

（3）其他无菌药品　10000 级：供角膜创伤或手术用滴眼剂的配制和灌装。

**2. 批的划分原则**

① 大、小容量注射剂以同一配液罐一次所配制的药液所生产的均质产品为一批。

② 粉针剂以同一批原料药在同一连续生产周期内生产的均质产品为一批。

③ 冻干粉针剂以同一批药液使用同一台冻干设备在同一生产周期内生产的均质产品为一批。

## 三、非无菌药品

**1. 非无菌药品生产环境空气洁净度级别的最低要求**

① 100000 级：非最终灭菌口服液体药品的暴露工序；深部组织创伤外用药品、眼用药品的暴露工序；除直肠用药外的腔道用药的暴露工序。

② 300000 级：最终灭菌口服液体药品的暴露工序；口服固体药品的暴露工序；表皮外用药品暴露工序；直肠用药的暴露工序。

③ 直接接触药品的包装材料最终处理的暴露工序洁净度级别应与其药品生产环境相同。

**2. 批的划分原则**

① 固体、半固体制剂在成型或分装前使用同一台混合设备一次混合量所生产的均质产品为一批。

② 液体制剂以灌装（封）前经最后混合的药液所生产的均质产品为一批。

## 四、中药制剂批的划分原则

① 固体制剂在成型或分装前使用同一台混合设备一次混合量所生产的均质产品为一批。如采用分次混合，经验证，在规定限度内所生产一定数量的均质产品为一批。

② 液体制剂、膏滋、浸膏、流浸膏等以灌装（封）前经同一台混合设备最后一次混合的药液所生产的均质产品为一批。

| 小单元 | 细目 | 要点 |
| --- | --- | --- |
| （二十二）药品召回管理办法 | 1. 总则 | （1）药品召回、安全隐患的界定<br>（2）药品生产企业、经营企业、使用单位有关药品召回的责任与义务<br>（3）药品监督管理部门的职责 |

| 小单元 | 细目 | 要点 |
|---|---|---|
| （二十二）药品召回管理办法 | 2. 药品安全隐患的调查与评估 | （1）调查与评估的主体<br>（2）药品召回分级 |
| | 3. 主动召回 | 召回的情形、组织实施、效果评价 |
| | 4. 责令召回 | 召回的情形、组织实施、后续处理 |

# 第二十二节　药品召回管理办法

## 一、总则

### （一）药品召回、安全隐患的界定

（1）药品召回　是指药品生产企业（包括进口药品的境外制药厂商，下同）按照规定的程序收回已上市销售的存在安全隐患的药品。

（2）安全隐患　是指由于研发、生产等原因可能使药品具有的危及人体健康和生命安全的不合理危险。

### （二）药品生产企业、经营企业、使用单位有关药品召回的责任与义务

#### 1. 药品生产企业的责任与义务

① 药品生产企业应当建立健全药品质量保证体系和药品不良反应监测系统，收集、记录药品的质量问题与药品不良反应信息，并按规定及时向药品监督管理部门报告。

② 药品生产企业在作出药品召回决定后，通知到有关药品经营企业、使用单位停止销售和使用，同时向所在地省、自治区、直辖市药品监督管理部门报告。

③ 药品生产企业应当按照本办法的规定建立和完善药品召回制度，收集药品安全的相关信息，对可能具有安全隐患的药品进行调查、评估，召回存在安全隐患的药品。

④ 药品生产企业应当建立和保存完整的购销记录，保证销售药品的可溯源性。

⑤ 药品监督管理部门对药品可能存在的安全隐患开展调查时，药品生产

企业应当予以协助。

**2. 经营企业和使用单位的责任与义务**

① 药品经营企业、使用单位应当协助药品生产企业履行召回义务，按照召回计划的要求及时传达、反馈药品召回信息，控制和收回存在安全隐患的药品。

② 药品经营企业、使用单位发现其经营、使用的药品存在安全隐患的，应当立即停止销售或者使用该药品，通知药品生产企业或者供货商，并向药品监督管理部门报告。

③ 药品经营企业和使用单位应当建立和保存完整的购销记录，保证销售药品的可溯源性。

④ 药品经营企业、使用单位应当配合药品生产企业或者药品监督管理部门开展有关药品安全隐患的调查，提供有关资料。

**（三）药品监督管理部门的职责**

国家食品药品监督管理局监督全国药品召回的管理工作。

召回药品的生产企业所在地省、自治区、直辖市药品赡督管理部门负责药品召回的监督管理工作，其他省、自治区、直辖市药品监督管理部门应当配合、协助做好药品召回的有关工作。

国家食品药品监督管理局和省、自治区、直辖市药品监督管理部门应当建立药品召回信息公开制度，采用有效途径向社会公布存在安全隐患的药品信息和药品召回的情况。

## 二、药品安全隐患的调查与评估

**1. 调查与评估的主体**

药品生产企业应当对药品可能存在的安全隐患进行调查。

**2. 药品召回分级**

根据药品安全隐患的严重程度，药品召回分为三级。

（1）一级召回　使用该药品可能引起严重健康危害的。

（2）二级召回　使用该药品可能引起暂时的或者可逆的健康危害的。

（3）三级召回　使用该药品一般不会引起健康危害，但由于其他原因需要收回的。

## 三、主动召回的情形、组织实施、效果评价

**（一）主动召回的情形**

药品生产企业应当对收集的信息进行分析，对可能存在安全隐患的药品进

行调查评估，发现药品存在安全隐患的，应当决定召回。

### （二）组织实施

（1）调查评估。

（2）制定召回计划及实施。

（3）通知和报告　一级召回在 24 小时内，二级召回在 48 小时内，三级召回在 72 小时内，通知到有关药品经营企业、使用单位停止销售和使用，同时向所在地省、自治区、直辖市药品监督管理部门报告。

（4）调查评价报告和召回计划的提交　药品生产企业在启动药品召回后，一级召回在 1 日内，二级召回在 3 日内，三级召回在 7 日内，应当将调查评估报告和召回计划提交给所在地省、自治区、直辖市药品监督管理部门备案。省、自治区、直辖市药品监督管理部门应当将收到一级药品召回的调查评估报告和召回计划报告国家食品药品监督管理局。

（5）召回计划变更的报告。

（6）召回进展情况的报告　药品生产企业在实施召回的过程中，一级召回每日，二级召回每 3 日，三级召回每 7 日，向所在地省、自治区、直辖市药品监督管理部门报告药品召回进展情况。

（7）召回药品处理的记录和销毁。

（8）召回效果评价和总结报告的提交　药品生产企业在召回完成后，应当对召回效果进行评价，向所在地省、自治区、直辖市药品监督管理部门提交药品召回总结报告。

### （三）效果评价

**1. 召回效果评价和结论通知**

省、自治区、直辖市药品监督管理部门应当自收到总结报告之日起 10 日内对报告进行审查，并对召回效果进行评价，必要时组织专家进行审查和评价。审查和评价结论应当以书面形式通知药品生产企业。

**2. 重新召回或者扩大召回范围**

经过审查和评价，认为召回不彻底或者需要采取更为有效的措施的，药品监督管理部门应当要求药品生产企业重新召回或者扩大召回范围。

## 四、责令召回的情形、组织实施、后续处理

### （一）责令召回的情形

药品监督管理部门经过调查评估，认为存在本办法第四条所称的安全隐患，药品生产企业应当召回药品而未主动召回的，应当责令药品生产企业召回

药品。

### （二）组织实施

**1. 责任召回主题和对象**

药品监督管理部门责令药品生产企业召回药品，必要时，药品监督管理部门可以要求药品生产企业、经营企业和使用单位立即停止销售和使用该药品。

**2. 制定、提交召回计划及实施**

药品生产企业在收到责令召回通知书后，应当按照本办法第十六条、第十七条的规定通知药品经营企业和使用单位，制定、提交召回计划，并组织实施。

**3. 报告召回情况和进行后续处理**

药品生产企业应当向药品监督管理部门报告药品召回的相关情况，进行召回药品的后续处理。

### （三）后续处理

**1. 召回总结报告审查和效果评价**

药品监督管理部门应当对药品生产企业提交的药品召回总结报告进行审查，并对召回效果进行评价。

**2. 重新召回或扩大召回范围**

经过审查和评价，认为召回不彻底或者需要采取更为有效的措施的，药品监督管理部门可以要求药品生产企业重新召回或者扩大召回范围。

| 小单元 | 细目 | 要点 |
|---|---|---|
| （二十三）药品经营许可证管理办法 | 1. 总则 | 适用范围 |
| | 2. 申领《药品经营许可证》的条件 | （1）药品批发企业的设置标准<br>（2）药品零售企业的设置标准<br>（3）药品经营企业经营范围的核定 |
| | 3.《药品经营许可证》的变更与换发 | （1）变更类别<br>（2）许可事项的变更 |
| | 4. 监督检查 | （1）注销《药品经营许可证》的情形<br>（2）《药品经营许可证》证书的管理 |

# 第二十三节　药品经营许可证管理办法

## 一、适用范围

《药品经营许可证》发证、换证、变更及监督管理适用本办法。

## 二、申领《药品经营许可证》的条件

**1. 药品批发企业的设置标准**

开办药品批发企业，应符合省、自治区、直辖市药品批发企业合理布局的要求，并符合以下设置标准。

① 具有保证所经营药品质量的规章制度。

② 企业、企业法定代表人或企业负责人、质量管理负责人无《药品管理法》第76条、第83条规定的情形。

③ 具有与经营规模相适应的一定数量的执业药师。质量管理负责人具有大学以上学历，且必须是执业药师。

④ 具有能够保证药品储存质量要求的、与其经营品种和规模相适应的常温库、阴凉库、冷库。仓库中具有适合药品储存的专用货架和实现药品入库、传送、分检、上架、出库现代物流系统的装置和设备。

⑤ 具有独立的计算机管理信息系统，能覆盖企业内药品的购进、储存、销售以及经营和质量控制的全过程；能全面记录企业经营管理及实施《药品经营质量管理规范》方面的信息；符合《药品经营质量管理规范》对药品经营各环节的要求，并具有可以实现接受当地（食品）药品监管部门（机构）监管的条件。

⑥ 具有符合《药品经营质量管理规范》对药品营业场所及辅助、办公用房以及仓库管理、仓库内药品质量安全保障和进出库、在库储存与养护方面的条件。

**2. 药品零售企业的设置标准**

开办药品零售企业，应符合当地常住人口数量、地域、交通状况和实际需要的要求，符合方便群众购药的原则，并符合以下设置规定。

① 具有保证所经营药品质量的规章制度。

② 具有依法经过资格认定的药学技术人员。

经营处方药、甲类非处方药的药品零售企业，必须配有执业药师或者其他依法经过资格认定的药学技术人员。质量负责人应有一年以上（含一年）药品经营质量管理工作经验。

经营乙类非处方药的药品零售企业，以及农村乡镇以下地区设立药品零售企业的，应当按照《药品管理法实施条例》第 15 条的规定配备业务人员，有条件的应当配备执业药师。企业营业时间，以上人员应当在岗。

③ 企业、企业法定代表人、企业负责人、质量负责人无《药品管理法》第 76 条、第 83 条规定情形的。

④ 具有与所经营药品相适应的营业场所、设备、仓储设施以及卫生环境。在超市等其他商业企业内设立零售药店的，必须具有独立的区域。

⑤ 具有能够配备满足当地消费者所需药品的能力，并能保证 24 小时供应。

**3. 药品经营企业经营范围的核定**

药品经营企业经营范围：麻醉药品、精神药品、医疗用毒性药品；生物制品；中药材、中药饮片、中成药、化学原料药及其制剂、抗生素原料药及其制剂、生化药品。

从事药品零售的，应先核定经营类别，确定申办人经营处方药或非处方药、乙类非处方药的资格，并在经营范围中予以明确，再核定具体经营范围。

医疗用毒性药品、麻醉药品、精神药品、放射性药品和预防性生物制品的核定按照国家特殊药品管理和预防性生物制品管理的有关规定执行。

## 三、《药品经营许可证》的变更与换发

**1. 变更类别**

《药品经营许可证》变更分为许可事项变更和登记事项变更。

**2. 许可事项的变更**

许可事项变更是指经营方式、经营范围、注册地址、仓库地址（包括增减仓库）、企业法定代表人或负责人以及质量负责人的变更。

登记事项变更是指上述事项以外的其他事项的变更。

## 四、监督检查

**1. 注销《药品经营许可证》的情形**

① 《药品经营许可证》有效期届满未换证的。

② 药品经营企业终止经营药品或者关闭的。

③ 《药品经营许可证》被依法撤销、撤回、吊销、收回、缴销或者宣布无效的。

④ 不可抗力导致《药品经营许可证》的许可事项无法实施的。

⑤ 法律、法规规定的应当注销行政许可的其他情形。

**2.《药品经营许可证》证书的管理**

（1）应当载明的内容　《药品经营许可证》应当载明企业名称、法定代表人或企业负责人姓名、经营方式、经营范围、注册地址、仓库地址、《药品经营许可证》证号、流水号、发证机关、发证日期、有效期限等项目。

（2）正本与副本　《药品经营许可证》包括正本和副本。正本、副本具有同等法律效力。

（3）遗失与补发　企业遗失《药品经营许可证》，应立即向发证机关报告，并在发证机关指定的媒体上登载遗失声明。发证机关在企业登载遗失声明之日起满1个月后，按原核准事项补发《药品经营许可证》。

（4）缴销　企业终止经营药品或者关闭的，《药品经营许可证》由原发证机关缴销。发证机关吊销或者注销、缴销《药品经营许可证》的。应当及时通知工商行政管理部门，并向社会公布。

（5）建档保存　发证机关应建立《药品经营许可证》发证、换证、监督检查、变更等方面的工作档案，并在每季度上旬将《药品经营许可证》的发证、变更等情况报上一级药品监督管理部门（机构）。对因变更、换证、吊销、缴销等原因收回、作废的《药品经营许可证》，应建档保存5年。

| 小单元 | 细目 | 要点 |
|---|---|---|
| （二十四）药品经营质量管理规范 | 1. 药品批发的质量管理 | （1）药品批发企业主要负责人的质量责任<br>（2）质量管理机构及其职能<br>（3）药品批发企业主要负责人、质量负责人、质量管理机构负责人及质管、质检人员的资质<br>（4）直接接触药品人员的健康要求及管理<br>（5）仓库设施、设备要求<br>（6）购进药品应符合的条件<br>（7）进货合同、购药记录、质量评审<br>（8）药品质量验收要求<br>（9）仓库保管员收货程序要求<br>（10）药品储存要求<br>（11）养护工作的主要职责<br>（12）出库原则与管理制度 |

续表

| 小单元 | 细目 | 要点 |
|---|---|---|
| （二十四）药品经营质量管理规范 | 2.药品零售的质量管理 | （1）经营活动要求<br>（2）主要负责人对药品质量应负的责任<br>（3）质量负责人、处方审核人员、质量管理和验收人员资质要求<br>（4）直接接触药品人员的健康要求<br>（5）营业场所和仓库设备<br>（6）药品购进和验收<br>（7）陈列与储存要求<br>（8）销售药品及咨询服务要求 |

# 第二十四节　药品经营质量管理规范

## 一、药品批发的质量管理

（1）药品批发企业主要负责人的质量责任　企业主要负责人应保证企业执行国家有关法律、法规及本规范，对企业经营药品的质量负领导责任。

（2）质量管理机构及其职能　企业应设置专门的质量管理机构，行使质量管理职能，在企业内部对药品质量具有裁决权。

（3）药品批发企业主要负责人、质量负责人、质量管理机构负责人及质量管理、质量检验人员的资质

① 企业主要负责人应具有专业技术职称，熟悉国家有关药品管理的法律、法规、规章和所经营药品的知识。

② 企业负责人中应有具有药学专业技术职称的人员，负责质量管理工作。

③ 企业质量管理机构的负责人，应是执业药师或具有相应的药学专业技术职称，并能坚持原则、有实践经验，可独立解决经营过程中的质量问题。

④ 企业从事质量管理和检验工作的人员，应具有药学或相关专业的学历，或者具有药学专业技术职称，经专业培训并考核合格后持证上岗。

（4）直接接触药品人员的健康要求及管理

（5）仓库设施、设备要求

① 保持药品与地面之间有一定距离的设备。

② 避光、通风和排水的设备。

③ 检测和调节温、湿度的设备。

④ 防尘、防潮、防霉、防污染以及防虫、防鼠、防鸟等设备。

⑤ 符合安全用电要求的照明设备。

⑥ 适宜拆零及拼箱发货的工作场所和包装物料等的储存场所和设备。

（6）购进药品应符合的条件

① 合法企业所生产或经营的药品。

② 具有法定的质量标准。

③ 除国家未规定的以外，应有法定的批准文号和生产批号。进口药品应有符合规定的、加盖了供货单位质量检验机构原印章的《进口药品注册证》和《进口药品检验报告书》复印件。

④ 包装和标识符合有关规定和储运要求。

⑤ 中药材应标明产地。

（7）进货合同、购药记录、质量评审

① 签订进货合同应明确质量条款。

② 购进药品应有合法票据，并按规定建立购进记录，做到票、账、货相符。购货记录按规定保存。

③ 企业每年应对进货情况进行质量评审。

（8）药品质量验收要求

① 严格按照法定标准和合同规定的质量条款对购进药品、销后退回药品的质量进行逐批验收。

② 验收时应同时对药品的包装、标签、说明书以及有关要求的证明或文件进行逐一检查。

③ 验收抽取的样品应具有代表性。

④ 验收应按有关规定做好验收记录。验收记录应保存至超过药品有效期一年，但不得少于三年。

⑤ 验收首营品种，还应进行药品内在质量的检验。

⑥ 验收应在符合规定的场所进行，在规定时限内完成。

（9）仓库保管员收货程序要求

① 仓库保管员凭验收员签字或盖章收货。

② 对货与单不符、质量异常、包装不牢或破损、标志模糊等情况，有权拒收并报告企业有关部门处理。

（10）药品储存要求

① 药品按温湿度要求储存于相应的库中。

② 在库药品均应实行色标管理。

③ 搬运和堆垛应严格遵守药品外包装图示标志的要求，规范操作。怕压

药品应控制堆放高度，定期翻垛。

④ 药品与仓间地面、墙、顶、散热器之间应有植应的间距或隔离措施。

⑤ 药品应按批号集中堆放。有效期的药品应分类相对集中存放，按批号及效期远近依次或分开堆码并有明显标志。

⑥ 药品与非药品、内用药与外用药、处方药与非处方药之间应分开存放；易串味的药品、中药材、中药饮片以及危险品等应与其他药品分开存放。

⑦ 麻醉药品、一类精神药品、医疗用毒性药品、放射性药品应当专库或专柜存放，双人双锁保管，专账记录。

（11）养护工作的主要职责

① 指导保管人员对药品进行合理储存。

② 检查在库药品的储存条件，配合保管人员进行仓间温湿度等管理。

③ 对库存药品进行定期质量检查，并做好检查记录。

④ 对中药材和中药饮片按其特性，采取干燥、降氧、熏蒸等方法养护。

⑤ 对由于异常原因可能出现质量问题的药品和在库时间较长的中药材，应抽样送检。

⑥ 对检查中发现的问题及时通知质量管理机构复查处理。

⑦ 定期汇总、分析和上报养护检查、近效期或长时间储存的药品等质量信息。

⑧ 负责养护用仪器设备、温湿度检测和监控仪器：仓库在用计量仪器及器具等的管理工作。

⑨ 建立药品养护档案。

（12）出库原则与管理制度

① 出库原则：药品出库应遵循"先产先出""近期先出"和按批号发货的原则。

② 管理制度

a. 药品出库应进行复核和质量检查。麻醉药品、一类精神药品、医疗用毒性药品应建立双人核对制度。

b. 药品出库应做好药品质量跟踪记录，以保证能快速、准确地进行质量跟踪。记录应保存至超过药品有效期一年，但不得少于三年。

## 二、药品零售的质量管理

（1）经营活动要求　药品零售和零售连锁企业应遵照依法批准的经营方式和经营范围从事经营活动，应在营业店堂的显著位置悬挂药品经营企业许可证、营业执照以及与执业人员要求相符的执业证明。

（2）主要负责人对药品质量应负的责任　企业主要负责人对企业经营药品的质量负领导责任。

（3）质量负责人、处方审核人员、质量管理和验收人员资质要求

① 企业的质量负责人应具有药学专业的技术职称。

② 药品零售中处方审核人员应是执业药师或有药师以上（含药师和中药师）的专业技术职称。

③ 企业的质量管理和验收人员应具有药学或相关专业的学历，或者具有药学专业的技术职称。

（4）直接接触药品人员的健康要求

（5）营业场所和仓库设备

① 便于药品陈列展示的设备。

② 特殊管理药品的保管设备。

③ 符合药品特性要求的常温、阴凉和冷藏保管的设备。

④ 必要的药品检验、验收、养护的设备。

⑤ 检验和调节温湿度的设备。

⑥ 保持药品与地面之间有一定距离的设备。

⑦ 药品防尘、防潮、防污染和防虫、防鼠、防霉变等设备。

⑧ 经营中药饮片所需的调配处方和临方炮制的设备。

（6）药品购进和验收

① 企业购进药品应以质量为前提，从合法的企业进货。

② 对首营企业应确认其合法资格，并做好记录。

③ 购进药品应有合法票据，并按规定建立购进记录，做到票、账、货相符。购进票据和记录应保存至超过药品有效期一年，但不得少于两年。

④ 购进首营品种，应进行药品质量审核，审核合格后方可经营。

⑤ 验收人员对购进的药品，应根据原始凭证，严格按照有关规定逐批验收并记录。必要时应抽样送检验机构检验。

⑥ 验收药品质量时，应按规定同时检查包装、标签、说明书等项内容。

（7）陈列与储存要求　药品应按剂型或用途以及储存要求分类陈列和储存。

① 药品与非药品、内服药与外用药麻分开存放，易串味的药品与一般药品应分开存放。

② 药品应根据其温湿度要求，按照规定的储存条件存放。

③ 处方药与非处方药应分柜摆放。

④ 特殊管理的药品应按照国家的有关规定存放。

⑤ 危险品不应陈列。如因需要必须陈列时，只能陈列代用品或空包装。

危险品的储存应按国家有关规定管理和存放。

⑥ 拆零药品应集中存放于拆零专柜，并保留原包装的标签。

⑦ 中药饮片装斗前应做质量复核，不得错斗、串斗，防止混药。饮片斗前应写正名正字。

（8）销售药品及咨询服务要求

① 销售药品要求：销售药品要严格遵守有关法律、法规和制度，正确介绍药品的性能、用途、禁忌及注意事项。

② 处方调配：销售药品时，处方要经执业药师或具有药师以上（含药师和中药师）职称的人员审核后方可调配和销售。

对处方所列药品不得擅自更改或代用。对有配伍禁忌或超剂量的处方，应当拒绝调配、销售，必要时，需经原处方医生更正或重新签字方可调配和销售。

审核、调配或销售人员均应在处方上签字或盖章，处方按有关规定保存备煮。

③ 拆零销售：药品拆零销售使用的工具、包装袋应清洁和卫生，出售时应在药袋上写明药品名称、规格、服法、用量、有效期等内容。

④ 咨询服务：企业应在零售场所内提供咨询服务，指导顾客安全、合理用药。企业还应设置意见簿和公布监督电话，对顾客的批评或投诉要及时加以解决。

| 小单元 | 细目 | 要点 |
|---|---|---|
| （二十五）药品经营质量管理规范实施细则 | 1. 药品批发和零售连锁的质量管理 | （1）质量领导组织的组成<br>（2）质量管理机构及下设组织、质量管理机构的主要职责<br>（3）企业质量管理负责人及质量管理机构负责人和质管、质检人员的资质<br>（4）验收、养护人员的管理<br>（5）药品仓库的温湿度要求<br>（6）进货质量管理程序<br>（7）首营药品审核内容<br>（8）购货合同应明确的质量条款<br>（9）购进记录<br>（10）质量验收及包装、标识检查内容<br>（11）验收记录<br>（12）退回药品及特殊管理药品的验收<br>（13）药品储存堆垛要求<br>（14）色标、近效期药品的管理<br>（15）退货及不合格药品的管理<br>（16）销售记录、内容及保存期限 |

续表

| 小单元 | 细目 | 要点 |
|---|---|---|
| （二十五）药品经营质量管理规范实施细则 | 2.药品零售的质量管理 | （1）质量管理制度的内容<br>（2）质量管理人员、验收人员的资质<br>（3）购进药品要求<br>（4）药品陈列要求<br>（5）药品零售服务要求<br>（6）中药饮片零售要求<br>（7）明示服务公约 |

# 第二十五节　药品经营质量管理规范实施细则

## 一、药品批发和零售连锁的质量管理

### （一）质量领导组织的组成

药品批发和零售连锁企业应建立以主要负责人为首，包括进货、销售、储运等业务部门负责人和企业质量管理机构负责人在内的质量领导组织。

### （二）质量管理机构及下设组织、质量管理机构的主要职责

（1）质量管理机构下设质量管理组、质量验收组。批发企业和直接从工厂进货的零售连锁企业还应设置药品检验室。批发和零售连锁企业应按经营规模设立养护组织。

（2）药品批发和零售连锁企业质量管理机构的主要职能

① 贯彻执行有关药品质量管理的法律、法规和行政规章。

② 起草企业药品质量管理制度，并指导、督促制度的执行。

③ 负责首营企业和首营品种的质量审核。

④ 负责建立企业所经营药品并包含质量标准等内容的质量档案。

⑤ 负责药品质量的查询和药品质量事故或质量投诉的调查、处理及报告。

⑥ 负责药品的验收和检验，指导和监督药品保管、养护和运输中的质量工作。

⑦ 负责质量不合格药品的审核，对不合格药品的处理过程实施监督。

⑧ 收集和分析药品质量信息。

⑨ 协助开展对企业职工药品质量管理方面的教育或培训。

⑩ 其他相关工作。

### (三) 企业质量管理负责人及质量管理机构负责人和质管、质检人员的资质

**1. 药品批发和零售连锁企业质量管理工作的负责人**

① 大中型企业应具有主管药师（含主管药师、主管中药师）或药学相关专业（指医学、生物、化学等专业，下同）、工程师（含）以上的技术职称。

② 小型企业应具有药师（含药师、中药师）或药学相关专业助理工程师（含）以上的技术职称。

③ 跨地域连锁经营的零售连锁企业质量管理工作负责人，应是执业药师。

**2. 药品批发和零售连锁企业质量管理机构的负责人**

① 大中型企业应具有执业药师或主管药师（含主管药师、主管中药师）或药学相关专业（指医学、生物、化学等专业，下同）、工程师（含）以上的技术职称。

② 小型企业应具有执业药师或药师（含药师、中药师）或药学相关专业助理工程师（含）以上的技术职称。

**3. 药品批发和零售连锁企业药品检验部门的负责人**

① 大中型企业应具有主管药师（含主管药师、主管中药师）或药学相关专业（指医学、生物、化学等专业，下同）、工程师（含）以上的技术职称。

② 小型企业应具有药师（含药师、中药师）或药学相关专业助理工程师（含）以上的技术职称。

**4. 药品批发和零售连锁企业从事质量管理和检验工作的人员**

① 应具有药师（含药师、中药师）以上技术职称，或者具有中专（含）以上药学或相关专业的学历。

② 以上人员应经专业培训和省级药品监督管理部门考试合格后，取得岗位合格证书方可上岗。

从事质量管理和检验工作的人员应在职在岗，不得为兼职人员。

### (四) 验收、养护人员的管理

对药品批发和零售连锁企业从事药品验收、养护、计量和销售工作的人员有以下要求：

① 应具有高中（含）以上的文化程度。

② 以上人员应经岗位培训和地市级（含）以上药品监督管理部门考试合格后，取得岗位合格证书方可上岗。

### (五) 药品仓库的温湿度要求

药品批发和零售连锁企业应根据所经营药品的储存要求，设置不同温湿度

条件的仓库。其中冷库温度为 2～10℃；阴凉库温度不高于 20℃；常温库温度为 0～30℃；各库房相对湿度应保持在 45％～75％。

### (六) 进货质量管理程序

① 确定供货企业的法定资格及质量信誉。

② 审核所购入药品的合法性和质量可靠性。

③ 对与本企业进行业务联系的供货单位销售人员，进行合法资格的验证。

④ 对首营品种，填写"首次经营药品审批表"，并经企业质量管理机构和企业主管领导的审核批准。

⑤ 签订有明确质量条款的购货合同。

⑥ 购货合同中质量条款的执行。

### (七) 首营药品审核内容

对首营品种合法性及质量情况的审核包括：

① 核实药品的批准文号和取得质量标准。

② 审核药品的包装、标签、说明书等是否符合规定。

③ 了解药品的性能、用途、检验方法、储存条件以及质量信誉等内容。

### (八) 购货合同应明确的质量条款

**1. 工商间购销合同中应明确的质量条款**

① 药品质量符合质量标准和有关质量要求。

② 药品附产品合格证。

③ 药品包装符合有关规定和货物运输要求。

**2. 商商间购销合同中应明确的质量条款**

① 药品质量符合质量标准和有关质量要求。

② 药品附产品合格证。

③ 购入进口药品，供应方应提供符合规定的证书和文件。

④ 药品包装符合有关规定和货物运输要求。

### (九) 购进记录

（1）内容  记录应注明药品的品名、剂型、规格、有效期、生产厂商、供货单位、购进数量、购货日期等项内容。

（2）保存  购进记录应保存至超过药品有效期 1 年，但不得少于 3 年。

### (十) 质量验收及包装、标识检查内容

（1）药品质量验收包括药品外观的性状检查和药品内外包装及标识的检查。

（2）包装、标识主要检查以下内容。

① 每件包装中，应有产品合格证。

② 药品包装的标签和所附说明书上，有生产企业的名称、地址，有药品的品名、规格、批准文号、产品批号、生产日期、有效期等；标签或说明书上还应有药品的成分、适应证或功能主治、用法、用量、禁忌、不良反应、注意事项以及贮藏条件等。

③ 特殊管理药品、外用药品包装的标签或说明书上有规定的标识和警示说明。处方药和非处方药按分类管理要求，标签、说明书上有相应的警示语或忠告语；非处方药的包装有国家规定的专有标识。

④ 进口药品，其包装的标签应以中文注明药品的名称、主要成分以及注册证号，并有中文说明书。

进口药品应有符合规定的《进口药品注册证》和《进口药品检验报告书》复印件；进口预防性生物制品、血液制品应有《生物制品进口批件》复印件；进口药材应有《进口药材批件》复印件。以上批准文件应加盖供货单位质量检验机构或质量管理机构原印章。

⑤ 中药材和中药饮片应有包装，并附有质量合格的标志。每件包装上，中药材标明品名、产地、供货单位；中药饮片标明品名、生产企业、生产日期等。实施文号管理的中药材和中药饮片，在包装上还应标明批准文号。

### （十一）验收记录

验收记录记载供货单位、数量、到货日期、品名、剂型、规格、批准文号、批号、生产厂商、有效期、质量状况、验收结论和验收人员等项内容。验收记录按《规范》第三十五条要求保存。

### （十二）退回药品及特殊管理药品的验收

① 对销后退回的药品，验收人员按进货验收的规定验收，必要时应抽样送检验部门检验。

② 对特殊管理的药品，应实行双人验收制度。

### （十三）药品储存堆垛要求

① 药品储存时，应有效期标志。

② 药品堆垛应留有一定距离。药品与墙、屋顶（房梁）的间距不小于30厘米，与库房散热器或供暖管道的间距不小于30厘米，与地面的间距不小于10厘米。

### （十四）色标、近效期药品的管理

药品储存应实行色标管理。其统一标准是：

① 待验药品库（区）、退货药品库（区）为黄色。

② 合格药品库（区）、零货称取库（区）、待发药品库（区）为绿色。

③ 不合格药品库（区）为红色。

对近效期药品，应按月填报效期报表。

**（十五）退货及不合格药品的管理**

① 对销后退回的药品，凭销售部门开具的退货凭证收货，存放于退货药品库（区），由专人保管并做好退货记录。退货记录应保存3年。

② 经验收合格的药品，由保管人员记录后方可存入合格药品库（区）。不合格药品由保管人员记录后放入不合格药品库（区）。

**（十六）销售记录、内容及保存期限**

药品批发企业应按规定建立药品销售记录，记载药品的品名、剂型、规格、有效期、生产厂商、购货单位、销售数量、销售日期等项内容。

销售记录应保存至超过药品有效期1年，但不得少于3年。

## 二、药品零售的质量管理

### （一）质量管理制度的内容

① 有关业务和管理岗位的质量责任。

② 药品购进、验收、储存、陈列、养护等环节的管理规定。

③ 首营企业和首营品种审核的规定。

④ 药品销售及处方管理的规定。

⑤ 拆零药品的管理规定。

⑥ 特殊管理药品的购进、储存、保管和销售的规定。

⑦ 质量事故的处理和报告的规定。

⑧ 质量信息的管理。

⑨ 药品不良反应报告的规定。

⑩ 卫生和人员健康状况的管理。

⑪ 服务质量的管理规定。

⑫ 经营中药饮片的，有符合中药饮片购、销、存管理的规定。药品零售连锁门店的质量管理制度，除不包括购进、储存等方面的规定外，应与药品零售企业有关制度相同。

### （二）质量管理人员、验收人员的资质

① 药品零售企业质量管理工作的负责人，大中型企业应具有药师（含药师和中药师）以上的技术职称；小型企业应具有药士（含药士和中药士）以上

的技术职称。

② 药品零售连锁门店应由具有药士（含药士和中药士）以上技术职称的人员负责质量管理工作。

③ 药品零售企业从事质量管理和药品检验工作的人员，应具有药师（含药师和中药师）以上技术职称，或者具有中专（含）以上药学或相关专业的学历。

④ 药品零售企业从事药品验收工作的人员以及营业员应具有高中（含）以上文化程度。如为初中文化程度，须具有 5 年以上从事药品经营工作的经历。

⑤ 药品零售企业从事药品检验和验收工作的人员以及营业员应经专业或岗位培训，并经地市级（含）以上药品监督管理部门考试合格，发给岗位合格证书后方可上岗。

⑥ 从事质量管理和检验工作的人员应在职在岗，不得在其他企业兼职。

### （三）购进药品要求

① 药品零售企业应按要求购进药品。

② 购进记录保存至超过药品有效期 1 年，但不得少于 2 年。

③ 药品零售连锁门店不得独立购进药品。

### （四）药品陈列要求

① 陈列药品的货柜及橱窗应保持清洁和卫生，防止人为污染药品。

② 陈列药品应按品种、规格、剂型或用途分类整齐摆放，类别标签应放置准确、字迹清晰。

③ 对陈列的药品应按月进行检查，发现质量问题要及时处理。

### （五）药品零售服务要求

药品零售企业和零售连锁门店应按国家药品分类管理的有关规定销售药品。

① 营业时间内，应有执业药师或药师在岗，并佩戴标明姓名、执业药师或其技术职称等内容的胸卡。

② 销售药品时，应由执业药师或药师对处方进行审核并签字后，方可依据处方调配、销售药品。无医师开具的处方不得销售处方药。

③ 处方药不应采用开架自选的销售方式。

④ 非处方药可不凭处方出售。但如顾客要求，执业药师或药师应负责对药品的购买和使用进行指导。

⑤ 药品销售不得采用有奖销售、附赠药品或礼品销售等方式。

### （六）中药饮片零售要求

零售企业和零售连锁门店销售的中药饮片应符合炮制规范，并做到计量准确。

### （七）明示服务公约

零售企业和零售连锁门店应在营业店堂明示服务公约，公布监督电话和设置顾客意见簿。对顾客反映的药品质量问题，应认真对待、详细记录、及时处理。

| 小单元 | 细目 | 要点 |
|---|---|---|
| （二十六）药品流通监督管理办法 | 1. 药品生产、经营企业购销药品的监督管理 | （1）药品生产、经营企业对销售人员的管理要求及其责任<br>（2）药品生产、批发企业销售药品应当提供的资料、销售药品时开具的销售凭证的内容<br>（3）药品零售企业销售药品时开具的销售凭证的内容<br>（4）药品生产、经营企业不得从事的经营活动<br>（5）销售处方药、甲类非处方药的人员要求 |
| | 2. 医疗机构购进、储存药品的监督管理 | （1）购进、储存药品的要求<br>（2）不得从事的行为 |

# 第二十六节　药品流通监督管理办法

## 一、药品生产、经营企业购销药品的监督管理

### （一）药品生产、经营企业对销售人员的管理要求及其责任

药品生产、经营企业对其药品购销行为负责，对其销售人员或设立的办事机构以本企业名义从事的药品购销行为承担法律责任。

药品生产、经营企业应当对其购销人员进行药品相关的法律、法规和专业知识培训，建立培训档案，培训档案中应当记录培训时间、地点、内容及接受培训的人员。

药品生产、经营企业应当加强对药品销售人员的管理，并对其销售行为作出具体规定。

### （二）药品生产、批发企业销售药品应当提供的资料、销售药品时开具的销售凭证的内容

药品生产企业、药品批发企业销售药品时，应当提供下列资料：

① 加盖本企业原印章的《药品生产许可证》或《药品经营许可证》和营业执照的复印件。

② 加盖本企业原印章的所销售药品的批准证明文件复印件。

③ 销售进口药品的，按照国家有关规定提供相关证明文件。

药品生产企业、药品批发企业销售药品时，应当开具标明供货单位名称、药品名称、生产厂商、批号、数量、价格等内容的销售凭证。

药品生产、经营企业的销售凭证，应当保存至超过药品有效期1年，不得少于3年。

### （三）药品零售企业销售药品时开具的销售凭证的内容

药品零售企业销售药品时，应当开具标明药品名称、生产厂商、数量、价格、批号等内容的销售凭证。

### （四）药品生产、经营企业不得从事的经营活动

① 药品生产、经营企业知道或者应当知道他人从事无证生产、经营药品行为的，不得为其提供药品。

② 药品生产、经营企业不得为他人以本企业的名义经营药品提供场所，或者资质证明文件，或者票据等便利条件。

③ 药品生产、经营企业不得在经药品监督管理部门核准的地址以外的场所储存或者现货销售药品。

④ 药品生产、经营企业不得以展示会、博览会、交易会、订货会、产品宣传会等方式现货销售药品。

⑤ 药品生产、经营企业不得以搭售、买药品赠药品、买商品赠药品等方式向公众赠送处方药或者甲类非处方药。

⑥ 药品生产、经营企业不得采用邮售、互联网交易等方式直接向公众销售处方药。

⑦ 药品生产企业只能销售本企业生产的药品，不得销售本企业受委托生产的或者他人生产的药品。

⑧ 药品经营企业不得购进和销售医疗机构配制的制剂。

⑨ 未经药品监督管理部门审核同意，药品经营企业不得改变经营方式。

⑩ 药品经营企业应当按照《药品经营许可证》许可的经营范围经营药品。

⑪ 药品零售企业应当按照国家食品药品监督管理局药品分类管理规定的要求，凭处方销售处方药。

### （五）销售处方药、甲类非处方药的人员要求

经营处方药和甲类非处方药的药品零售企业，执业药师或者其他依法经资格认定的药学技术人员不在岗时，应当挂牌告知，并停止销售处方药和甲类非处方药。

## 二、医疗机构购进、储存药品的监督管理

### （一）购进、储存药品的要求

（1）索取、查验、保存供货企业有关证件、资料、票据。

（2）建立并执行进货检查验收制度。

（3）建有真实完整的药品购进记录。

① 药品购进记录必须注明药品的通用名称、生产厂商（中药材标明产地），剂型、规格、批号、生产日期、有效期、批准文号、供货单位、数量、价格、购进日期。

② 药品购进记录必须保存至超过药品有效期 1 年，但不得少于 3 年。

（4）医疗机构储存药品，应当制订和执行有关药品保管、养护的制度，并采取必要的冷藏、防冻、防潮、避光、通风、防火、防虫、防鼠等措施，保证药品质量。

医疗机构应当将药品与非药品分开存放。

中药材、中药饮片、化学药品、中成药应分别储存、分类存放。

### （二）不得从事的行为

① 医疗机构和计划生育技术服务机构不得未经诊疗直接向患者提供药品。

② 医疗机构不得采用邮售、互联网交易等方式直接向公众销售处方药。

| 小单元 | 细目 | 要点 |
|---|---|---|
| （二十七）互联网药品交易服务审批暂行规定 | 互联网药品交易服务的管理 | （1）互联网药品交易服务的形式<br>（2）资格证书的名称、有效期、审批主体、标注<br>（3）向个人消费者提供交易服务企业的条件<br>（4）提供交易服务的企业药品交易行为的规定<br>（5）无证交易的处罚 |

# 第二十七节　互联网药品交易服务审批暂行规定

## 一、互联网药品交易服务的形式

互联网药品交易服务，是指通过互联网提供药品（包括医疗器械、直接接触药品的包装材料和容器）交易服务的电子商务活动。主要包括三种形式：

① 为药品生产企业、药品经营企业和医疗机构之间的互联网药品交易提

供的服务。

② 药品生产企业、药品批发企业通过自身网站与本企业成员之外的其他企业进行的互联网药品交易。

③ 药品连锁零售企业向个人消费者提供的互联网药品交易服务。

## 二、资格证书的名称、有效期、审批主体、标注

从事互联网药品交易服务的企业必须经过审查验收并取得互联网药品交易服务机构资格证书。

（1）有效期　互联网药品交易服务机构资格证书由国家食品药品监督管理局统一印制，有效期五年。

（2）审批主体

① 国家食品药品监督管理局对为药品生产企业、药品经营企业和医疗机构之间的互联网药品交易提供服务的企业进行审批。

② 省、自治区、直辖市（食品）药品监督管理部门对本行政区域内通过自身网站与本企业成员之外的其他企业进行互联网药品交易的药品生产企业、药品批发企业和向个人消费者提供互联网药品交易服务的企业进行审批。

（3）标注　提供互联网药品交易服务的企业必须在其网站首页显著位置标明互联网药品交易服务机构资格证书号码。

## 三、向个人消费者提供交易服务企业的条件

① 依法设立的药品连锁零售企业。

② 提供互联网药品交易服务的网站已获得从事互联网药品信息服务的资格。

③ 具有健全的网络与交易安全保障措施以及完整的管理制度。

④ 具有完整保存交易记录的能力、设施和设备。

⑤ 具备网上咨询、网上查询、生成订单、电子合同等基本交易服务功能。

⑥ 对上网交易的品种有完整的管理制度与措施。

⑦ 具有与上网交易的品种相适应的药品配送系统。

⑧ 具有执业药师负责网上实时咨询，并有保存完整咨询内容的设施、设备及相关管理制度。

⑨ 从事医疗器械交易服务，应当配备拥有医疗器械相关专业学历、熟悉医疗器械相关法规的专职专业人员。

### 四、提供交易服务的企业药品交易行为的规定

**1. 审核资格和合法性**

提供互联网药品交易服务的企业必须严格审核参与互联网药品交易的药品生产企业、药品经营企业、医疗机构从事药品交易的资格及其交易药品的合法性。

**2. 首次上网交易的审核**

对首次上网交易的药品生产企业、药品经营企业、医疗机构以及药品，提供互联网药品交易服务的企业必须索取、审核交易各方的资格证明文件和药品批准证明文件并进行备案。

**3. 网上交易药品的限制**

① 通过自身网站与本企业成员之外的其他企业进行互联网药品交易的药品生产企业和药品批发企业只能交易本企业生产或者本企业经营的药品，不得利用自身网站提供其他互联网药品交易服务。

② 向个人消费者提供互联网药品交易服务的企业只能在网上销售本企业经营的非处方药。不得向其他企业或者医疗机构销售药品。

### 五、无证交易的处罚

未取得互联网药品交易服务机构资格证书，擅自从事互联网药品交易服务或者互联网药品交易服务机构资格证书超出有效期的，法律责任包括：

① 责令限期改正，给予警告。

② 情节严重的，移交信息产业主管部门等有关部门依照有关法律、法规规定予以处罚。

| 小单元 | 细目 | 要点 |
| --- | --- | --- |
| （二十八）医疗机构药事管理暂行规定 | 1. 药事管理组织 | 药事管理委员会的组成及职责 |
| | 2. 药学部门 | （1）药学管理工作模式<br>（2）药学部门负责人的资质<br>（3）工作记录和检验记录 |
| | 3. 药物临床应用管理 | （1）药物临床应用的原则<br>（2）临床药学技术人员的业务范围<br>（3）不良反应和药物滥用的报告规定 |
| | 4. 药品供应与管理 | （1）药品采购的规定<br>（2）药品保管、养护的规定 |
| | 5. 调剂管理 | 处方调剂操作 |
| | 6. 药学研究管理 | 药学研究工作的内容 |

# 第二十八节　医疗机构药事管理暂行规定

## 一、药事管理组织

### （一）药事管理委员会的组成

药事管理委员会（组）设主任委员1名，副主任委员若干名。医疗机构医疗业务主管负责人任主任委员，药学部门负责人任副主任委员。

① 三级医院药事管理委员会委员由具有高级技术职务任职资格的药学、临床医学、医院感染管理和医疗行政管理等方面的专家组成。

② 二级医院的药事管理委员会，可以根据情况由具有中级以上技术职务任职资格的上述人员组成。

③ 其他医疗机构的药事管理组，可以根据情况由具有初级以上技术职务任职资格的上述人员组成。

### （二）药事管理委员会的职责

① 认真贯彻执行《药品管理法》。按照《药品管理法》等有关法律、法规制定本机构有关药事管理工作的规章制度并监督实施。

② 确定本机构用药目录和处方手册。

③ 审核本机构拟购入药品的品种、规格、剂型等，审核申报配制新制剂及新药上市后临床观察的申请。

④ 建立新药引进评审制度，制定本机构新药引进规则，建立评审专家库组成评委，负责对新药引进的评审工作。

⑤ 定期分析本机构药物使用情况，组织专家评价本机构所用药物的临床疗效与安全性，提出淘汰药品品种意见。

⑥ 组织检查毒、麻、精神及放射性等药品的使用和管理情况，发现问题及时纠正。

⑦ 组织药学教育、培训和监督、指导本机构临床各科室合理用药。

## 二、药学部门

**1. 药学管理工作模式**

药学部门要建立以患者为中心的药学管理工作模式，开展以合理用药为核心的临床药学工作，参与临床疾病诊断、治疗，提供药学技术服务，提高医疗质量。

**2. 药学部门负责人的资质**

① 三级医院药学部门负责人应由具有药学专业或药学管理专业本科以上学历并具有本专业高级技术职务任职资格者担任。

② 二级医院药学部门负责人应由具有药学专业或药学管理专业专科以上学历并具有本专业中级以上技术职务任职资格者担任。

③ 一级医院和其他医疗机构药学部门负责人应由具有药学专业中专以上学历并具有药师以上药学专业技术职务任职资格者担任。

**3. 工作记录和检验记录**

各项工作记录和检验记录（原始记录、检验依据、检验结论）必须完整，工作记录和检验报告书写清楚，并经复核签字后存档。

## 三、药物临床应用管理

### （一）药物临床应用的原则

医师和药学专业技术人员在药物临床应用时必须遵循安全、有效、经济的原则。

### （二）临床药学技术人员的业务范围

① 临床药学专业技术人员应参与临床药物治疗方案设计。

② 对重点患者实施治疗药物监测，指导合理用药。

③ 收集药物安全性和疗效等信息，建立药学信息系统，提供用药咨询服务。

### （三）不良反应和药物滥用的报告规定

（1）不良反应的报告　医务人员如发现可能与用药有关的严重不良反应，在做好观察与记录的同时，应及时报告本机构药学部门和医疗管理部门，并按规定上报药品监督管理部门和卫生行政部门。

（2）药物滥用的报告　药学专业技术人员发现处方或医嘱所列药品违反治疗原则，应拒绝调配；发现滥用药物或药物滥用者应及时报告本机构药学部门和医疗管理部门，并按规定上报卫生行政部门或其他有关部门。

## 四、药品供应与管理

**1. 药品采购的规定**

① 药学部门要掌握新药动态和市场信息，制定药品采购计划，加速周转，减少库存，保证药品供应。同时，做好药品成本核算和账务管理。

② 医疗机构药品采购实行集中管理，要实行公开招标采购、议价采购或参加、集中招标采购。

③ 药学部门要制定和规范药品采购工作程序，建立并执行药品进货检查验收制度，验明药品合格证明和其他标识；不符合规定要求的，不得购进和使用。

**2. 药品保管、养护的规定**

药学部门应制定和执行药品保管制度，定期对贮存药品质量进行抽检。

药品仓库应具备冷藏、防冻、防潮、避光、通风、防火、防虫、防鼠等适宜的仓储条件，保证药品质量。

化学药品、中成药和中药饮片应分别储存、分类定位、整齐存放。

易燃、易爆、强腐蚀性等危险性药品必须另设仓库，单独存放，并采取必要的安全措施。

定期对库存药品进行养护，防止变质失效。过期、失效、淘汰、霉烂、虫蛀、变质的药品不得出库，并按有关规定及时处理。

## 五、调剂管理

医疗机构的药学专业技术人员必须严格执行操作规程和医嘱、处方管理制度，认真审查和核对，确保发出的药品准确、无误。

发出药品应注明患者姓名、用法、用量，并交代注意事项。

对处方所列药品，不得擅自更改或者代用。

对有配伍禁忌、超剂量的处方，药学专业技术人员成拒绝调配；必要时，经处方医师更正或者重新签字，方可调配。

为保证患者用药安全，药品一经发出，不得退换。

药品调剂工作是药学技术服务的重要组成部分。门诊药房实行大窗口或柜台式发药，住院药房实行单剂量配发药品。

## 六、药学研究管理

药学研究工作的内容。

| 小单元 | 细目 | 要点 |
|---|---|---|
| （二十九）医疗机构制剂注册管理办法（试行） | 1. 申报与审批 | （1）不得作为医疗机构制剂申报的品种<br>（2）医疗机构制剂注册批件及批准文号格式 |
| | 2. 补充申请与再注册 | （1）批准文号的有效期及补充申请<br>（2）撤销批准文号的情形及其管理 |
| | 3. 监督管理 | 用非正当手段取得批准证明文件的处罚 |

# 第二十九节　医疗机构制剂注册管理办法（试行）

## 一、申报与审批

### 1. 不得作为医疗机构制剂申报的品种
① 市场上已有供应的品种。
② 含有未经国家食品药品监督管理局批准的活性成分的品种。
③ 除变态反应原外的生物制品。
④ 中药注射剂。
⑤ 中药、化学药组成的复方制剂。
⑥ 麻醉药品、精神药品、医疗用毒性药品、放射性药品。
⑦ 其他不符合国家有关规定的制剂。

### 2. 医疗机构制剂注册批件及批准文号格式
X 药制字 H（Z）＋4 位年号＋4 位流水号。
X——省、自治区、直辖市简称，H——化学制剂，Z——中药制剂。

## 二、补充申请与再注册

### 1. 批准文号的有效期及补充申请
医疗机构制剂批准文号的有效期为 3 年。有效期届满需要继续配制的，申请人应当在有效期届满前 3 个月按照原申请配制程序提出再注册申请，报送有关资料。

医疗机构配制制剂，应当严格执行经批准的质量标准，并不得擅自变更工艺、处方、配制地点和委托配制单位。需要变更的，申请人应当提出补充申请，报送相关资料，经批准后方可执行。

### 2. 撤销批准文号的情形及其管理
① 市场上已有供应的品种。
② 按照本办法应予撤销批准文号的。
③ 未在规定时间内提出再注册申请的。
④ 其他不符合规定的。

## 三、监督管理

用非正当手段取得批准证明文件的处罚，提供虚假的证明文件、申报资料、样品或者采取其他欺骗手段申请批准证明文件的，法律责任包括：

① 省、自治区、直辖市（食品）药品监督管理部门对该申请不予受理，对申请人给予警告，一年内不受理其申请。

② 已取得批准证明文件的，撤销其批准证明文件，五年内不受理其申请，并处一万元以上三万元以下罚款。

| 小单元 | 细目 | 要点 |
|---|---|---|
| （三十）医疗机构制剂配制质量管理规范（试行） | 1. 机构与人员 | （1）制剂室和药检室负责人的资质<br>（2）制剂配制操作及药检人员的资质 |
| | 2. 使用管理 | （1）制剂配发记录、收回记录的内容<br>（2）制剂使用过程中发现的不良反应的处理 |

# 第三十节　医疗机构制剂配制质量管理规范（试行）

## 一、机构与人员

### 1. 制剂室和药检室负责人的资质

制剂室和药检室的负责人应具有大专以上药学或相关专业学历，具有相应管理的实践经验，有对工作中出现的问题作出正确判断和处理的能力。制剂室和药检室的负责人不得互相兼任。

### 2. 制剂配制操作及药检人员的资质

从事制剂配制操作及药检人员，应经专业技术培训，具有基础理论知识和实际操作技能。

凡有特殊要求的制剂配制操作和药检人员还应经相应的专业技术培训。

## 二、使用管理

### 1. 制剂配发记录、收回记录的内容

制剂配发必须有完整的记录或凭据。内容包括：领用部门、制剂名称、批号、规格、数量等。

收回记录应包括：制剂名称、批号、规格、数量、收回部门、收回原因、处理意见及日期等。

### 2. 制剂使用过程中发现的不良反应的处理

制剂使用过程中发现的不良反应，应按《药品不良反应监测管理办法》的规定予以记录，填表上报。

保留病历和有关检验、检查报告单等原始记录至少一年备查。

| 小单元 | 细目 | 要点 |
|---|---|---|
| （三十一）医疗机构制剂配制监督管理办法（试行） | 1.《医疗机构制剂许可证》的管理 | （1）许可证的项目内容<br>（2）许可证变更事项分类 |
| | 2."医院"类别医疗机构中药制剂委托配制的管理 | 中药制剂委托配制的资质 |
| | 3. 法律责任 | 未经批准擅自委托或接受委托配制制剂的处罚 |

# 第三十一节 医疗机构制剂配制监督管理办法（试行）

## 一、《医疗机构制剂许可证》的管理

**1. 许可证的项目内容**

《医疗机构制剂许可证》是医疗机构配制制剂的法定凭证，应当载明证号、医疗机构名称、医疗机构类别、法定代表人、制剂室负责人、配制范围、注册地址、配制地址、发证机关、发证日期、有效期限等项目。

其中由药品监督管理部门核准的许可事项为：制剂室负责人、配制地址、配制范围、有效期限。

**2. 许可证变更事项分类**

《医疗机构制剂许可证》变更分为许可事项变更和登记事项变更。

① 许可事项变更是指制剂室负责人、配制地址、配制范围的变更。

② 登记事项变更是指医疗机构名称、医疗机构类别、法定代表人、注册地址等事项的变更。

## 二、"医院"类别医疗机构中药制剂委托配制的管理

（1）中药制剂委托配制的资质　经省、自治区、直辖市（食品）药品监督管理部门批准，具有《医疗机构制剂许可证》且取得制剂批准文号，并属于"医院"类别的医疗机构的中药制剂，可以委托本省、自治区、直辖市内取得《医疗机构制剂许可证》的医疗机构或者取得《药品生产质量管理规范》认证证书的药品生产企业配制制剂。

（2）委托配制的制剂剂型应当与受托方持有的《医疗机构制剂许可证》或者《药品生产质量管理规范》认证证书所载明的范围一致。

## 三、法律责任

　　未经批准擅自委托或者接受委托配制制剂的，对委托方和受托方均依照《药品管理法》制售假药给予处罚。

　　① 没收擅自委托或者接受委托配制制剂和违法所得。

　　② 并处擅自委托或者接受委托配制制剂货值金额二倍以上五倍以下的罚款。

　　③ 有药品批准证明文件的予以撤销，并责令停产、停业整顿。

　　④ 情节严重的，吊销《医疗机构制剂许可证》。

　　⑤ 构成犯罪的，依法追究刑事责任。

| 小单元 | 细目 | 要点 |
|---|---|---|
| （三十二）药品说明书和标签管理规定 | 1. 总则 | （1）适用范围<br>（2）核准部门<br>（3）药品包装、标签印制<br>（4）药品说明书和标签的文字表述 |
| | 2. 药品说明书 | （1）药品说明书的内容<br>（2）使用专用词汇表述的内容<br>（3）不良反应信息的注明<br>（4）修改说明书的有关规定 |
| | 3. 药品的标签 | （1）药品标签的分类<br>（2）内、外标签标示的内容<br>（3）运输、贮藏包装和原料药标签标示的内容<br>（4）同一药品生产企业的同一药品的标签规定<br>（5）有效期表述形式 |
| | 4. 药品名称和注册商标的使用 | （1）药品通用名称、商品名的印制与标注<br>（2）注册商标的使用及印制 |
| | 5. 其他规定 | 特殊管理的药品、外用药品、非处方药品和特殊贮藏要求的药品的标识 |

# 第三十二节　药品说明书和标签管理规定

## 一、总则

　　（1）适用范围　在中华人民共和国境内上市销售的药品，其说明书和标签应当符合本规定的要求。

　　（2）核准部门　药品说明书和标签由国家食品药品监督管理局予以核准。

（3）药品包装、标签印制

① 药品包装必须按照规定印有或者贴有标签，不得夹带其他任何介绍或者宣传产品、企业的文字、音像及其他资料。

② 药品说明书和标签中的文字应当清晰易辨，标识应当清楚醒目，不得有印字脱落或者粘贴不牢等现象，不得以粘贴、剪切、涂改等方式进行修改或者补充。

（4）药品说明书和标签的文字表述

① 药品说明书和标签的文字表述应当科学、规范、准确。

② 非处方药说明书还应当使用容易理解的文字表述，以便患者自行判断、选择和使用。

## 二、药品说明书

### 1. 药品说明书的内容

① 药品说明书应当包含药品安全性、有效性的重要科学数据、结论和信息，用以指导安全、合理使用药品。

② 药品说明书应当列出全部活性成分或者处方中的全部中药药味。

③ 注射剂和非处方药还应当列出所用的全部辅料名称。

化学药品和治疗用生物制品说明书格式见图 3-8。

### 2. 使用专用词汇表述的内容

药品说明书对疾病名称、药学专业名词、药品名称、临床检验名称和结果的表述，应当采用国家统一颁布或规范的专用词汇，度量衡单位应当符合国家标准的规定。

### 3. 不良反应信息的注明

药品处方中含有可能引起严重不良反应的成分或者辅料的，应当予以说明。

### 4. 修改说明书的有关规定

药品生产企业应当主动跟踪药品上市后的安全性、有效性情况，需要对药品说明书进行修改的，应当及时提出申请。

根据药品不良反应监测、药品再评价结果等信息，国家食品药品监督管理局也可以要求药品生产企业修改药品说明书。

药品说明书获准修改后，药品生产企业应当将修改的内容立即通知相关药品经营企业、使用单位及其他部门，并按要求及时使用修改后的说明书和标签。

核准日期(CFDA 批准药品注册时间)
修改日期(按历次修改的时间顺序逐行书写)

　　　　　　　　　　　　　　　　　　　　　　　　　　特殊药品、外用药品标识位置

×××(通用名)说明书
请仔细阅读说明书并在医师指导下使用
警示语位置

【药品名称】(drug name)
　通用名称：(generic name)
　商品名称：(brand name)
　英文名称：(English name)
　汉语拼音：
【成分】(ingredients)
　化学名称：(chemical name)
　化学结构式：(chemical structure)
　分子式：(molecular formula)
　分子量：(molecular weight)
【性状】(description)
【适应证】(indication)
【规格】(strength)
【用法用量】(usage and dosage)
【不良反应】(ADR)
【禁忌】(contraindications)
【注意事项】(note)
【孕妇及哺乳妇女用药】(use in pregnancy and lactation)
【儿童用药】(use in children)
【老年用药】(use in elderly patient)
【药物相互作用】(drug interaction)
【药物过量】(over dosage)
【临床试验】(clinical trial)
【药理毒理】(pharmacology and toxicology)
【药代动力学】(pharmacokinetics)
【贮藏】(storage)
【包装】(package)
【有效期】(validity date)
【执行标准】
【批准文号】(drug approval number)
【生产企业】(manufacture)

图 3-8　化学药品和治疗用生物制品说明书格式

## 三、药品的标签

### 1. 药品标签的分类

药品的标签是指药品包装上印有或者贴有的内容，分为内标签和外标签。

药品内标签指直接接触药品的包装的标签；外标签指内标签以外的其他包装的标签。

**2. 内、外标签标示的内容**

药品的标签应当以说明书为依据，其内容不得超出说明书的范围，不得印有暗示疗效、误导使用和不适当宣传产品的文字和标识。

药品内标签应当包含药品通用名称、适应证或者功能主治、规格、用法用量、生产日期、产品批号、有效期、生产企业等内容。包装尺寸过小无法全部标明上述内容的，至少应当标注药品通用名称、规格、产品批号、有效期等内容。

药品外标签应当注明药品通用名称、成分、性状、适应证或者功能主治、规格、用法用量、不良反应、禁忌、注意事项、贮藏、生产日期、产品批号、有效期、批准文号、生产企业等内容。适应证或者功能主治、用法用量、不良反应、禁忌、注意事项不能全部注明的，应当标出主要内容并注明"详见说明书"字样。

**3. 运输、贮藏包装和原料药标签标示的内容**

用于运输、贮藏的包装的标签，至少应当注明药品通用名称、规格、贮藏、生产日期、产品批号、有效期、批准文号、生产企业，也可以根据需要注明包装数量、运输注意事项或者其他标记等必要内容。

原料药的标签应当注明药品名称、贮藏、生产日期、产品批号、有效期、执行标准、批准文号、生产企业，同时还需注明包装数量以及运输注意事项等必要内容。

**4. 同一药品生产企业的同一药品的标签规定**

同一药品生产企业生产的同一药品，药品规格和包装规格均相同的，其标签的内容、格式及颜色必须一致；药品规格或者包装规格不同的，其标签应当明显区别或者规格项明显标注。

同一药品生产企业生产的同一药品，分别按处方药与非处方药管理的，两者的包装颜色应当明显区别。

**5. 有效期表述形式**

（1）药品标签中的有效期应当按照年、月、日的顺序标注，年份用四位数字表示，月、日用两位数表示。

①"有效期至××××年××月""有效期至××××.××.""有效期至××××/××"，有效期标注到月，应当为起算月份对应年月的前一月。

②"有效期至××××年××月××日""有效期至××××.××.××.""有效期至××××/××/××"，有效期标注到日，应当为起算日期对

应年月日的前一天。

（2）有效期的标注的日期计算　预防用生物制品有效期的标注按照国家食品药品监督管理局批准的注册标准执行，治疗用生物制品有效期的标注自分装日期计算，其他药品有效期的标注自生产日期计算。

## 四、药品名称和注册商标的使用

### 1. 药品通用名称、商品名的印制与标注

药品说明书和标签中标注的商品名称必须符合国家食品药品监督管理局公布的药品通用名称和商品名称的命名原则，并与药品批准证明文件的相应内容一致。

（1）药品通用名称应当显著、突出，其字体、字号和颜色必须一致，并符合以下要求：

① 对于横版标签，必须在上三分之一范围内显著位置标出；对于竖版标签，必须在右三分之一范围内显著位置标出。

② 不得选用草书、篆书等不易识别的字体，不得使用斜体、中空、阴影等形式对字体进行修饰。

③ 字体颜色应当使用黑色或者白色，与相应的浅色或者深色背景形成强烈反差。

④ 除因包装尺寸的限制而无法同行书写的，不得分行书写。

（2）药品商品名称不得与通用名称同行书写，其字体和颜色不得比通用名称更突出和显著，其字体以单字面积计不得大于通用名称所用字体的二分之一。

### 2. 注册商标的使用及印制

药品说明书和标签中禁止使用未经注册的商标以及其他未经国家食品药品监督管理局批准的药品名称。

药品标签使用注册商标的，应当印刷在药品标签的边角，含文字的，其字体以单字面积计不得大于通用名称所用字体的四分之一。

## 五、特殊管理的药品、外用药品、非处方药品和特殊贮藏要求的药品的标识

毒麻精放外 OTC 等说明书和标签必须印有规定的标识。对贮藏有特殊要求的药品，应当在标签的醒目位置注明。

药品生产企业生产供上市销售的最小包装必须附有说明书。

| 小单元 | 细目 | 要点 |
|---|---|---|
| （三十三）化学药品和生物制品说明书规范细则 | 说明书主要内容书写要求 | 药品名称、适应证、规格、用法用量、不良反应、禁忌、注意事项、药物相互作用、药物过量、贮藏、包装的书写要求 |

# 第三十三节　化学药品和生物制品说明书规范细则

**1. 药品名称**

通用名称、商品名称、英文名称、汉语拼音。

**2. 适应证**

应当根据该药品的用途，采用准确的表述方式，明确用于预防、治疗、诊断、缓解或者辅助治疗某种疾病（状态）或者症状。

**3. 规格**

指每支、每片或其他每一单位制剂中含有主药（或效价）的重量或含量或装量。生物制品应标明每支（瓶）有效成分的效价（或含量及效价）及装量（或冻干制剂的复溶后体积）。

**4. 用法用量**

应当包括用法和用量两部分。需按疗程用药或者规定用药期限的，必须注明疗程、期限。

应当详细列出该药品的用药方法，准确列出用药的剂量、计量方法、用药次数以及疗程期限，并应当特别注意与规格的关系。用法上有特殊要求的，应当按实际情况详细说明。

**5. 不良反应**

应当实事求是地详细列出该药品不良反应。并按不良反应的严重程度、发生的频率或症状的系统性列出。

**6. 禁忌**

应当列出禁止应用该药品的人群或者疾病情况。

**7. 注意事项**

列出使用时必须注意的问题，包括需要慎用的情况（如肝肾功能的问题），影响药物疗效的因素（如食物、烟、酒），用药过程中需观察的情况（如过敏反应，定期检查血常规、肝功能、肾功能）及用药对于临床检验的影响等。

滥用或者药物依赖性内容可以在该项目下列出。

**8. 药物相互作用**

列出与该药产生相互作用的药品或者药品类别，并说明相互作用的结果及合并用药的注意事项。

未进行该项实验且无可靠参考文献的，应当在该项下予以说明。

**9. 药物过量**

详细列出过量应用该药品可能发生的毒性反应、剂量及处理方法。

未进行该项实验且无可靠参考文献的，应当在该项下予以说明。

**10. 贮藏**

具体条件的表示方法按《中国药典》要求书写，并注明具体温度，如阴凉处（不超过 20℃）保存。

生物制品应当同时注明制品保存和运输的环境条件，特别应明确具体温度。

**11. 包装**

包装包括直接接触药品的包装材料和容器及包装规格，并按该顺序表述。

| 小单元 | 细目 | 要点 |
|---|---|---|
| （三十四）中药、天然药物处方药说明书格式内容书写要求及撰写指导原则 | 说明书主要内容书写要求 | 药品名称、功能主治/适应证、规格、用法用量、不良反应、禁忌、注意事项、药物相互作用、贮藏、包装的书写要求 |

# 第三十四节　中药、天然药物处方药说明书格式内容书写要求及撰写指导原则

**1. 药品名称**

药品名称应与国家批准的该品种药品标准中的药品名称一致。

**2. 功能主治/适应证**

应与国家批准的该品种药品标准中的功能主治或适应证一致。

**3. 规格**

应与国家批准的该品种药品标准中的规格一致。同一药品生产企业生产的同一品种，如规格或包装规格不同，应使用不同的说明书。

**4. 用法用量**

应与国家批准的该品种药品标准中的用法用量一致。

**5. 不良反应**

应当实事求是地详细列出该药品不良反应。并按不良反应的严重程度、发

生的频率或症状的系统性列出。

**6. 禁忌**

应当列出该药品不能应用的各种情况，例如禁止应用该药品的人群、疾病等情况。尚不清楚有无禁忌的，可在该项下以"尚不明确"来表述。

**7. 注意事项**

列出使用时必须注意的问题，包括需要慎用的情况（如肝肾功能的问题），影响药物疗效的因素（如食物、烟、酒），用药过程中需观察的情况（如过敏反应，定期检查血常规、肝功能、肾功能）及用药对于临床检验的影响等。

如有药物滥用或者药物依赖性内容，应在该项下列出。

如有与中医理论有关的证候、配伍、妊娠、饮食等注意事项，应在该项下列出。

处方中如含有可能引起严重不良反应的成分或辅料，应在该项下列出。

注射剂如需进行皮内敏感试验的，应在该项下列出。

中药和化学药品组成的复方制剂，必须列出成分中化学药品的相关内容及注意事项。

尚不清楚有无注意事项的，可在该项下以"尚不明确"来表述。

**8. 药物相互作用**

如进行过该项相关研究，应详细说明哪些或哪类药物与本药品产生相互作用，并说明相互作用的结果。

如未进行该项相关研究，可不列此项，但注射剂除外，注射剂必须以"尚无本品与其他药物相互作用的信息"来表述。

**9. 贮藏**

应与国家批准的该品种药品标准【贮藏】项下的内容一致。需要注明具体温度的，应按《中国药典》中的要求进行标注，如置阴凉处（不超过 20℃）。

**10. 包装**

包括直接接触药品的包装材料和容器及包装规格，并按该顺序表述。包装规格一般是指上市销售的最小包装的规格。

| 小单元 | 细目 | 要点 |
| --- | --- | --- |
| （三十五）城镇职工基本医疗保险定点零售药店管理暂行办法 | 定点零售药店的管理 | （1）定点零售药店和处方外配的界定<br>（2）定点零售药店审查和确定的原则<br>（3）外配处方管理 |

## 第三十五节 城镇职工基本医疗保险定点 零售药店管理暂行办法

### 一、定点零售药店和处方外配的界定

定点零售药店，是指经统筹地区劳动保障行政部门审查，并经社会保险经办机构确定的，为城镇职工基本医疗保险参保人员提供处方外配服务的零售药店。

处方外配是指参保人员持定点医疗机构处方，在定点零售药店购药的行为。

### 二、定点零售药店审查和确定的原则

定点零售药店审查和确定的原则是：保证基本医疗保险用药的品种和质量；引入竞争机制，合理控制药品服务成本；方便参保人员就医后购药和便于管理。

### 三、外配处方管理

定点零售药店应配备专（兼）职管理人员，与社会保险经办机构共同做好各项管理工作。

外配处方必须由定点医疗机构医师开具，有医师签名和定点医疗机构盖章。

外配处方要有药师审核签字，并保存 2 年以上以备核查。

对外配处方要分别管理、单独建账。

定点零售药店要定期向统筹地区社会保险经办机构报告处方外配服务及费用发生情况。

| 小单元 | 细目 | 要点 |
|---|---|---|
| （三十六）城镇职工基本医疗保险用药范围管理暂行办法 | 基本医疗保险用药的管理 | （1）确定《基本医疗保险药品目录》品种的原则<br>（2）纳入《基本医疗保险药品目录》药品的条件<br>（3）不能纳入基本医疗保险用药的范围<br>（4）《基本医疗保险药品目录》的分类<br>（5）基本医疗保险用药费用的支付原则 |

## 第三十六节 城镇职工基本医疗保险用药范围管理暂行办法

### 一、确定《基本医疗保险药品目录》品种的原则

临床必需、安全有效、价格合理、使用方便、市场能够保证供应。

## 二、纳入《基本医疗保险药品目录》药品的条件

①《中华人民共和国药典》（现行版）收载的药品。

② 符合国家药品监督管理部门颁发标准的药品。

③ 国家药品监督管理部门批准正式进口的药品。

## 三、不能纳入基本医疗保险用药的范围

① 主要起营养滋补作用的药品。

② 部分可以入药的动物及动物脏器，干（水）果类。

③ 用中药材和中药饮片泡制的各类酒制剂。

④ 各类药品中的果味制剂、口服泡腾剂。

⑤ 血液制品、蛋白类制品（特殊适应证与急救、抢救除外）。

⑥ 人力资源和社会保障部规定基本医疗保险基金不予支付的其他药品。

## 四、《基本医疗保险药品目录》的分类

《基本医疗保险药品目录》（以下简称《药品目录》）所列药品包括西药、中成药（含民族药，下同）、中药饮片（含民族药，下同）。西药和中成药列基本医疗保险基金准予支付的药品目录，药品名称采用通用名，并标明剂型。中药饮片列基本医疗保险基金不予支付的药品目录，药品名称采用药典名。

《药品目录》中的西药和中成药在《国家基本药物》的基础上遴选，并分"甲类目录"和"乙类目录"。

"甲类目录"的药品是临床治疗必需、使用广泛、疗效好、同类药品中价格低的药品。"甲类目录"由国家统一制定，各地不得调整。

"乙类目录"的药品是可供临床治疗选择使用、疗效好、同类药品中比"甲类目录"药品价格略高的药品。"乙类目录"由国家制定，各省、自治区、直辖市可根据当地经济水平、医疗需求和用药习惯适当进行调整，增加和减少的品种数之和不得超过国家制定的"乙类目录"药品总数的15％。

## 五、基本医疗保险用药费用的支付原则

使用"甲类目录"的药品所发生的费用，按基本医疗保险的规定支付。

使用"乙类目录"的药品所发生的费用，先由参保人员自付一定比例，再按基本医疗保险的规定支付。个人自付的具体比例由统筹地区规定，报省、自治区、直辖市劳动保障行政部门备案。

使用中药饮片所发生的费用，除基本医疗保险基金不予支付的药品外，均

按基本医疗保险的规定支付。

| 小单元 | 细目 | 要点 |
| --- | --- | --- |
| （三十七）中华人民共和国广告法 | 1. 广告准则 | （1）广告不得含有的情形和内容<br>（2）药品、医疗器械广告不得有的内容<br>（3）药品广告内容的要求<br>（4）禁止发布广告的药品 |
| | 2. 广告的审查 | 对药品、医疗器械广告内容审查的规定 |
| | 3. 法律责任 | 违法发布药品、医疗器械广告的法律责任 |

# 第三十七节　中华人民共和国广告法

## 一、广告准则

**1. 广告不得含有的情形和内容**

① 使用中华人民共和国国旗、国徽、国歌。

② 使用国家机关和国家机关工作人员的名义。

③ 使用国家级、最高级、最佳等用语。

④ 妨碍社会安定和危害人身、财产安全，损害社会公共利益。

⑤ 妨碍社会公共秩序和违背社会良好风尚。

⑥ 含有淫秽、迷信、恐怖、暴力、丑恶的内容。

⑦ 含有民族、种族、宗教、性别歧视的内容。

⑧ 妨碍环境和自然资源保护。

⑨ 法律、行政法规规定禁止的其他情形。

**2. 药品、医疗器械广告不得有的内容**

① 含有不科学的表示功效的断言或者保证的。

② 说明治愈率或者有效率的。

③ 与其他药品、医疗器械的功效和安全性比较的。

④ 利用医药科研单位、学术机构、医疗机构或者专家、医生、患者的名义和形象作证明的。

⑤ 法律、行政法规规定禁止的其他内容。

**3. 药品广告内容的要求**

① 广告应当真实、合法。

② 药品广告的内容必须以国务院卫生行政部门或者省、自治区、直辖市卫生行政部门批准的说明书为准。

③ 国家规定的应当在医生指导下使用的治疗性药品广告中，必须注明"按医生处方购买和使用"。

**4. 禁止发布广告的药品**

麻醉药品、精神药品、毒性药品、放射性药品等特殊药品，不得做广告。

## 二、广告的审查

对药品、医疗器械广告内容审查的规定是利用广播、电影、电视、报纸、期刊以及其他媒介发布药品、医疗器械广告，必须在发布前依照有关法律、行政法规由省局对广告内容进行审查；未经审查，不得发布。

## 三、法律责任

违法发布药品、医疗器械广告的法律责任是由广告监督管理机关（工商行政监督管理部门）责令负有责任的广告主、广告经营者、广告发布者改正或者停止发布，没收广告费用，可以并处广告费用一倍以上五倍以下的罚款；情节严重的，依法停止其广告业务。

县级以上人民政府工商行政管理部门是广告监督管理机关。

| 小单元 | 细目 | 要点 |
|---|---|---|
| （三十八）药品广告审查发布标准 | 审查和发布管理 | （1）不得发布广告的药品<br>（2）药品广告内容的要求<br>（3）处方药和非处方药广告发布的不同要求 |

# 第三十八节  药品广告审查发布标准

## 一、不得发布广告的药品

① 麻醉药品、精神药品、医疗用毒性药品、放射性药品。

② 医疗机构配制的制剂。

③ 军队特需药品。

④ 国家食品药品监督管理局依法明令停止或者禁止生产、销售和使用的药品。

⑤ 批准试生产的药品。

## 二、药品广告内容的要求

**1. 内容限制性规定**

① 药品广告中必须标明药品的通用名称、忠告语、药品广告批准文号、药品生产批准文号；以非处方药商品名称为各种活动冠名的，可以只发布药品商品名称。

② 药品广告必须标明药品生产企业或者药品经营企业名称，不得单独出现"咨询热线""咨询电话"等内容。

③ 药品广告不得含有利用医药科研单位、学术机构、医疗机构或者专家、医生、患者的名义和形象作证明的内容。

④ 药品广告不得含有涉及公共信息、公共事件或其他与公共利益相关联的内容，如各类疾病信息、经济社会发展成果或医药科学以外的科技成果。

**2. 药品广告合理用药宣传不得含有的内容**

① 含有不科学的表述或者使用不恰当的表现形式，引起公众对所处健康状况和所患疾病产生不必要的担忧和恐惧，或者使公众误解不使用该药品会患某种疾病或加重病情的。

② 含有免费治疗、免费赠送、有奖销售、以药品作为礼品或者奖品等促销药品内容的。

③ 含有"家庭必备"或者类似内容的。

④ 含有"无效退款""保险公司保险"等保证内容的。

⑤ 含有评比、排序、推荐、指定、选用、获奖等综合性评价内容的。

**3. 药品广告中功能疗效的宣传不得出现的情形**

① 含有不科学地表示功效的断言或者保证的。

② 说明治愈率或者有效率的。

③ 与其他药品的功效和安全性进行比较的。

④ 违反科学规律，明示或者暗示包治百病、适应所有症状的。

⑤ 含有"安全无毒副作用""毒副作用小"等内容的；含有明示或者暗示中成药为"天然"药品，因而安全性有保证等内容的。

⑥ 含有明示或者暗示该药品为正常生活和治疗病症所必需等内容的。

⑦ 含有明示或暗示服用该药能应付现代紧张生活和升学、考试等需要，能够帮助提高成绩、使精力旺盛、增强竞争力、增高、益智等内容的。

⑧ 其他不科学的用语或者表示，如"最新技术""最高科学""最先进制法"等。

### 三、处方药和非处方药广告发布的不同要求

**1. 处方药广告规定**

① 处方药可以在国家卫生健康委员会和国家药品监督管理局共同指定的医学、药学专业刊物上发布广告，但不得在大众传播媒介发布广告或者以其他方式进行以公众为对象的广告宣传。

② 处方药不得以赠送医学、药学专业刊物等形式向公众发布处方药广告。

③ 处方药名称与该药品的商标、生产企业字号相同的，不得使用该商标、企业字号在医学、药学专业刊物以外的媒介变相发布广告。

④ 不得以处方药名称或者以处方药名称注册的商标以及企业字号为各种活动冠名。

⑤ 处方药广告的忠告语是："本广告仅供医学药学专业人士阅读"。

**2. 非处方药广告规定**

① 非处方药（OTC）广告不得利用公众对于医药学知识的缺乏，使用公众难以理解和容易引起混淆的医学、药学术语，造成公众对药品功效与安全性的误解。

② OTC可以在大众传播媒介发布广告或者以其他方式进行以公众为对象的广告宣传。

③ 非处方药广告必须同时标明非处方药专用标识（OTC）。

④ 非处方药广告的忠告语是："请按药品说明书或在药师指导下购买和使用"。

⑤ 以非处方药商品名称为各种活动冠名的，可以只发布药品商品名称。

| 小单元 | 细目 | 要点 |
|---|---|---|
| （三十九）药品广告审查办法 | 1. 药品广告的申请 | （1）药品广告的界定<br>（2）申请人的资格<br>（3）应提交的资料<br>（4）异地发布药品广告的要求 |
| | 2. 药品广告申请的受理与审查 | （1）审查依据<br>（2）受理、审查、备案的程序与时限<br>（3）不予受理的情形<br>（4）异地发布药品广告的审查处理<br>（5）对批准的药品广告内容的要求 |
| | 3. 复审 | 需要复审的情形 |
| | 4. 药品广告批准文号 | （1）有效期和格式<br>（2）注销的情形 |

续表

| 小单元 | 细目 | 要点 |
|---|---|---|
| （三十九）药品广告审查办法 | 5. 药品广告审查、监督管理部门的职责 | （1）药品广告审查机关、监督管理机关<br>（2）国家食品药品监督管理局的职责<br>（3）县级以上药品监督管理部门的职责 |
| | 6. 违法药品广告监管措施与法律责任 | （1）篡改经批准的药品广告内容进行虚假宣传的处罚<br>（2）对任意扩大适应证范围、绝对化夸大药品疗效、严重欺骗和误导消费者的违法广告的强制措施<br>（3）对提供虚假材料申请药品广告审批的处罚措施<br>（4）对被收回、注销或者撤销药品广告批准文号的处理<br>（5）对异地发布药品广告未办理备案的处罚<br>（6）对未经审批发布的药品广告的处罚 |

# 第三十九节　药品广告审查办法

## 一、药品广告的申请

### 1. 药品广告的界定

凡利用各种媒介或者形式发布的广告含有药品名称、药品适应证（功能主治）或者与药品有关的其他内容的，为药品广告。

### 2. 申请人的资格

① 药品广告批准文号的申请人必须是具有合法资格的药品生产企业或者药品经营企业。

② 药品经营企业作为申请人的，必须征得药品生产企业的同意。

③ 申请人可以委托代办人代办药品广告批准文号的申办事宜。

### 3. 应提交的资料

申请药品广告批准文号应当提交《药品广告审查表》，并附与发布内容一致的样稿（样片、样带）和药品广告申请电子文件，同时需提交以下真实、合法、有效的证明文件。

① 申请人《营业执照》《药品生产许可证》或《药品经营许可证》复印件。

② 申请人是经营企业的，应提交药品生产企业同意作为申请人的原件。

③ 代办人应提交委托书原件和营业执照复印件等证明文件。

④ 药品批准证明文件（含《进口药品注册证》《医药产品注册证》）复印件、批准的说明书复印件和实际使用的标签和说明书。

⑤ 非处方药品广告需提交非处方药品审核登记证书复印件或相关证明文件的复印件。

⑥ 申请进口药品广告批准文号的，应当提供进口药品代理机构的相关资格证明文件的复印件。

⑦ 涉及药品商品名、注册商标、专利等内容的，应当提交相关有效证明文件的复印件以及其他确认广告内容真实性的证明文件。

**4. 异地发布药品广告的要求**

（1）备案  在药品生产企业所在地和进口药品代理机构所在地以外的省、自治区、直辖市发布药品广告的（以下简称异地发布药品广告），在发布前应当到发布地药品广告审查机关办理备案。

（2）异地发布药品广告备案应当提交的材料

①《药品广告审查表》复印件。

② 批准的药品说明书复印件。

③ 电视广告和广播广告需提交与通过审查的内容相一致的录音带、光盘或者其他介质载体。

提供本条规定的材料的复印件，需加盖证件持有单位印章。

## 二、药品广告申请的受理与审查

**1. 审查依据**

申请审查的药品广告，符合下列法律法规及有关规定的，方可予以通过审查：

①《广告法》。

②《药品管理法》。

③《药品管理法实施条例》。

④《药品广告审查发布标准》。

⑤ 国家有关广告管理的其他规定。

**2. 受理、审查、备案的程序与时限**

（1）受理

① 申请药品广告批准文号，应当向药品生产企业所在地的药品广告审查机关提出。

② 申请进口药品广告批准文号，应当向进口药品代理机构所在地的药品广告审查机关提出。

③ 药品广告审查机关收到药品广告批准文号申请后，对申请材料齐全并符合法定要求的，发给《药品广告受理通知书》。

④ 申请材料不齐全或者不符合法定要求的，应当当场或者在 5 个工作日内一次告知申请人需要补正的全部内容；逾期不告知的，自收到申请材料之日起即为受理。

（2）审查

① 药品广告审查机关应当自受理之日起 10 个工作日内，对申请人提交的证明文件的真实性、合法性、有效性进行审查，并依法对广告内容进行审查。

② 对审查合格的药品广告，发给药品广告批准文号。

③ 对审查不合格的药品广告，应当作出不予核发药品广告批准文号的决定，书面通知申请人并说明理由，同时告知申请人享有依法申请行政复议或者提起行政诉讼的权利。

（3）备案

① 对批准的药品广告，药品广告审查机关应当报国家食品药品监督管理局备案，并将批准的《药品广告审查表》送同级广告监督管理机关备案。

② 国家食品药品监督管理局对备案中存在问题的药品广告，应当责成药品广告审查机关予以纠正。

**3. 不予受理的情形**

① 篡改经批准的药品广告内容进行虚假宣传的，由药品监督管理部门责令立即停止该药品广告的发布，撤销该品种药品广告批准文号，1 年内不受理该品种的广告审批申请。

② 对提供虚假材料申请药品广告审批，被药品广告审查机关在受理审查中发现的，1 年内不受理该企业该品种的广告审批申请。

③ 对提供虚假材料申请药品广告审批，取得药品广告批准文号的，药品广告审查机关在发现后应当撤销该药品广告批准文号，并 3 年内不受理该企业该品种的广告审批申请。

④ 撤销药品广告批准文号行政程序正在执行中的。

**4. 异地发布药品广告的审查处理**

① 对按照本办法第十二条、第十三条规定提出的异地发布药品广告备案申请，药品广告审查机关在受理备案申请后 5 个工作日内应当给予备案，在《药品广告审查表》上签注"已备案"，加盖药品广告审查专用章，并送同级广告监督管理机关备查。

② 备案地药品广告审查机关认为药品广告不符合有关规定的，应当填写《药品广告备案意见书》，交原审批的药品广告审查机关进行复核，并抄报国家食品药品监督管理局。

③ 原审批的药品广告审查机关应当在收到《药品广告备案意见书》后的 5 个工作日内，将意见告知备案地药品广告审查机关。原审批的药品广告审查机关与备案地药品广告审查机关意见无法达成一致的，可提请国家食品药品监督管理局裁定。

**5. 对批准的药品广告内容的要求**

经批准的药品广告，在发布时不得更改广告内容。药品广告内容需要改动的，应当重新申请药品广告批准文号。

## 三、复审

已经批准的药品广告有下列情形之一的，原审批的药品广告审查机关应当向申请人发出《药品广告复审通知书》，进行复审。复审期间，该药品广告可以继续发布。

① 国家食品药品监督管理局认为药品广告审查机关批准的药品广告内容不符合规定的。

② 省级以上广告监督管理机关提出复审建议的。

③ 药品广告审查机关认为应当复审的其他情形。

经复审，认为与法定条件不符的，收回《药品广告审查表》，原药品广告批准文号作废。

## 四、药品广告批准文号

**1. 有效期和格式**

药品广告批准文号有效期为 1 年，到期作废。

药品广告批准文号为"×药广审（视）第 0000000000 号""×药广审（声）第 0000000000 号""×药广审（文）第 0000000000 号"。其中"×"为各省、自治区、直辖市的简称。"0"为由 10 位数字组成，前 6 位代表审查年月，后 4 位代表广告批准序号。"视""声""文"代表用于广告媒介形式的分类代号。

**2. 注销的情形**

有下列情形之一的，药品广告审查机关应当注销药品广告批准文号：

①《药品生产许可证》《药品经营许可证》被吊销的。

② 药品批准证明文件被撤销、注销的。

③ 国家食品药品监督管理局或者省、自治区、直辖市药品监督管理部门责令停止生产、销售和使用的药品。

### 五、药品广告审查、监督管理部门的职责

**1. 药品广告审查机关、监督管理机关**

省、自治区、直辖市药品监督管理部门是药品广告审查机关，负责本行政区域内药品广告的审查工作。县级以上工商行政管理部门是药品广告的监督管理机关。

**2. 国家食品药品监督管理局的职责**

国家食品药品监督管理局对药品广告审查机关的药品广告审查工作进行指导和监督，对药品广告审查机关违反本办法的行为，依法予以处理。

**3. 县级以上药品监督管理部门的职责**

县级以上药品监督管理部门应当对审查批准的药品广告发布情况进行监测检查。

### 六、违法药品广告监管措施与法律责任

**1. 篡改经批准的药品广告内容进行虚假宣传的处罚**

篡改经批准的药品广告内容进行虚假宣传的，由药品监督管理部门责令立即停止该药品广告的发布，撤销该品种药品广告批准文号，1 年内不受理该品种的广告审批申请。

**2. 对任意扩大适应证范围、绝对化夸大药品疗效、严重欺骗和误导消费者的违法广告的强制措施**

对任意扩大产品适应证（功能主治）范围、绝对化夸大药品疗效、严重欺骗和误导消费者的违法广告，省以上药品监督管理部门一经发现，应当采取行政强制措施，暂停该药品在辖区内的销售，同时责令违法发布药品广告的企业在当地相应的媒体发布更正启事。

违法发布药品广告的企业按要求发布更正启事后，省以上药品监督管理部门应当在 15 个工作日内做出解除行政强制措施的决定；需要进行药品检验的，药品监督管理部门应当自检验报告书发出之日起 15 日内，做出是否解除行政强制措施的决定。

**3. 对提供虚假材料申请药品广告审批的处罚措施**

对提供虚假材料申请药品广告审批，被药品广告审查机关在受理审查中发现的，1 年内不受理该企业该品种的广告审批申请。

材料申请药品广告审批，取得药品广告批准文号的，药品广告审查机关在发现后应当撤销该药品广告批准文号，并 3 年内不受理该企业该品种的广告审批申请。

**4. 对被收回、注销或者撤销药品广告批准文号的处理**

收回、注销或者撤销药品广告批准文号的药品广告，必须立即停止发布；异地药品广告审查机关停止受理该企业该药品广告批准文号的广告备案。

药品广告审查机关收回、注销或者撤销药品广告批准文号的，应当自作出行政处理决定之日起 5 个工作日内通知同级广告监督管理机关，由广告监督管理机关依法予以处理。

**5. 对异地发布药品广告未办理备案的处罚**

异地发布药品广告未向发布地药品广告审查机关备案的，发布地药品广告审查机关发现后，应当责令限期办理备案手续。逾期不改正的，停止该药品品种在发布地的广告发布活动。

**6. 对未经审批发布的药品广告的处罚**

对未经审查批准发布的药品广告，或者发布的药品广告，由广告监督机关责令负有责任的广告主、广告经营者、广告发布者停止发布，没收广告费用，并处广告费用一倍以上五倍以下的罚款。

构成虚假广告或者引人误解的虚假宣传的，由广告监督机关责令广告主停止发布，并以等额广告费用在相应范围内公开更正消除影响，并处广告费用一倍以上五倍以下的罚款；对负有责任的广告经营者、广告发布者没收广告费用，广告费用一倍以上五倍以下的罚款；情节严重的；依法停止其广告业务。构成犯罪的，依法追究刑事责任。

| 小单元 | 细目 | 要点 |
|---|---|---|
| （四十）互联网药品信息服务管理办法 | 互联网药品信息服务管理的主要规定 | （1）互联网药品信息服务的分类<br>（2）互联网药品信息服务网站的监督管理部门<br>（3）资格证书的有效期及标注<br>（4）网站登载药品信息的要求，不得发布的产品信息<br>（5）发布药品广告的规定 |

# 第四十节 互联网药品信息服务管理办法

## 一、互联网药品信息服务的分类

互联网药品信息服务，是指通过互联网向上网用户提供药品（含医疗器械）信息的服务活动。互联网药品信息服务分为经营性和非经营性两类。

经营性互联网药品信息服务是指通过互联网向上网用户有偿提供药品信息

等服务的活动。

非经营性互联网药品信息服务是指通过互联网向上网用户无偿提供公开的、共享性药品信息等服务的活动。

## 二、互联网药品信息服务网站的监督管理部门

国家食品药品监督管理总局对全国提供互联网药品信息服务活动的网站实施监督管理。

省、自治区、直辖市食品药品监督管理部门对本行政区域内提供互联网药品信息服务活动的网站实施监督管理。

## 三、资格证书的有效期及标注

《互联网药品信息服务资格证书》有效期为 5 年。有效期届满，需要继续提供互联网药品信息服务的，持证单位应当在有效期届满前 6 个月内，向原发证机关申请换发《互联网药品信息服务资格证书》。

提供互联网药品信息服务的网站，应当在其网站主页显著位置标注《互联网药品信息服务资格证书》的证书编号。

## 四、网站登载药品信息的要求，不得发布的产品信息

提供互联网药品信息服务网站所登载的药品信息必须科学、准确，必须符合国家的法律、法规和国家有关药品、医疗器械管理的相关规定。

提供互联网药品信息服务的网站不得发布麻醉药品、精神药品、医疗用毒性药品、放射性药品、戒毒药品和医疗机构制剂的产品信息。

## 五、发布药品广告的规定

提供互联网药品信息服务的网站发布的药品（含医疗器械）广告，必须经过药品监督管理部门审查批准。

提供互联网药品信息服务的网站发布的药品（含医疗器械）广告要注明广告审查批准文号。

| 小单元 | 细目 | 要点 |
|---|---|---|
| （四十一）中华人民共和国价格法 | 1. 总则 | 市场调节价、政府指导价和政府定价的界定 |
| | 2. 经营者的价格行为 | （1）经营者定价原则<br>（2）经营者明码标价的义务<br>（3）经营者不得有的不正当价格行为 |

# 第四十一节 中华人民共和国价格法

## 一、市场调节价、政府指导价和政府定价的界定

市场调节价，是指由经营者自主制定，通过市场竞争形成的价格。

政府指导价，是指依照本法规定，由政府价格主管部门或者其他有关部门，按照定价权限和范围规定基准价及其浮动幅度，指导经营者制定的价格。

政府定价，是指依照本法规定，由政府价格主管部门或者其他有关部门，按照定价权限和范围制定的价格。

## 二、经营者的价格行为

**1. 经营者定价原则**

经营者定价，应当遵循公平、合法和诚实信用的原则。

**2. 经营者明码标价的义务**

经营者销售、收购商品和提供服务，应当按照政府价格主管部门的规定明码标价，注明商品的品名、产地、规格、等级、计价单位、价格或者服务的项目、收费标准等有关情况。

经营者不得在标价之外加价出售商品，不得收取任何未予标明的费用。

**3. 经营者不得有的不正当价格行为**

（1）操纵价格 相互串通，操纵市场价格，损害其他经营者或者消费者的合法权益。

（2）低价倾销 在依法降价处理鲜活商品、季节性商品、积压商品等商品外，为了排挤竞争对手或者独占市场，以低于成本的价格倾销，扰乱正常的生产经营秩序，损害国家利益或者其他经营者的合法权益。

（3）哄抬价格 捏造、散布涨价信息，哄抬价格，推动商品价格过高上涨的。

（4）价格诱骗 利用虚假的或者使人误解的价格手段，诱骗消费者或者其他经营者与其进行交易。

（5）价格歧视 提供相同商品或者服务，对具有同等交易条件的其他经营者实行价格歧视。

（6）提价压价 采取抬高等级或者压低等级等手段收购、销售商品或者提供服务，变相提高或者压低价格。

（7）牟取暴利　违反法律、法规的规定牟取暴利。

（8）其他　法律、行政法规禁止的其他不正当价格行为。

| 小单元 | 细目 | 要点 |
|---|---|---|
| （四十二）中华人民共和国消费者权益保护法 | 1. 消费者的权利 | 消费者依法享有的权利 |
| | 2. 经营者的义务 | 经营者应尽的义务 |

# 第四十二节　中华人民共和国消费者权益保护法

## 一、消费者依法享有的权利

（1）安全权　消费者在购买、使用商品和接受服务时享有人身、财产安全不受损害的权利。

消费者有权要求经营者提供的商品和服务符合保障人身、财产安全的要求。

（2）知情权　消费者享有知悉其购买、使用的商品或者接受的服务的真实情况的权利。

消费者有权根据商品或者服务的不同情况，要求经营者提供商品的价格、产地、生产者、用途、性能、规格、等级、主要成分、生产日期、有效期限、检验合格证明、使用方法说明书、售后服务，或者服务的内容、规格、费用等有关情况。

（3）自主选择权　消费者享有自主选择商品或者服务的权利。

消费者有权自主选择提供商品或者服务的经营者，自主选择商品品种或者服务方式，自主决定购买或者不购买任何一种商品、接受或者不接受任何一项服务。

消费者在自主选择商品或者服务时，有权进行比较、鉴别和挑选。

（4）公平交易权　消费者享有公平交易的权利。

消费者在购买商品或者接受服务时，有权获得质量保障、价格合理、计量正确等公平交易条件，有权拒绝经营者的强制交易行为。

（5）获得赔偿权　消费者因购买、使用商品或者接受服务受到人身、财产损害的，享有依法获得赔偿的权利。

## 二、经营者应尽的义务

（1）保证安全　经营者应当保证其提供的商品或者服务符合保障人身、财产安全的要求。对可能危及人身、财产安全的商品和服务，应当向消费者作出真实的说明和明确的警示，并说明和标明正确使用商品或者接受服务的方法以及防止危害发生的方法。

经营者发现其提供的商品或者服务存在严重缺陷，即使正确使用商品或者接受服务仍然可能对人身、财产安全造成危害的，应当立即向有关行政部门报告和告知消费者，并采取防止危害发生的措施。

（2）真实宣传　经营者应当向消费者提供有关商品或者服务的真实信息，不得作引人误解的虚假宣传。

经营者对消费者就其提供的商品或者服务的质量和使用方法等问题提出的询问，应当作为真实、明确的答复。商店提供商品应当明码标价。

经营者以广告、产品说明、实物样品或者其他方式表明商品或者服务的质量状况的，应当保证其提供的商品或者服务的实际质量与表明的质量状况相符。

（3）标明名称　经营者应当标明其真实名称和标记。租赁他人柜台或者场地的经营者，应当标明其真实名称和标记。

（4）提供单据　经营者提供商品或者服务，应当按照国家有关规定或者商业惯例向消费者出具购货凭证或者服务单据；消费者索要购货凭证或者服务单据的，经营者必须出具。

（5）保证品质　经营者应当保证在正常使用商品或者接受服务的情况下其提供的商品或者服务应当具有的质量、性能、用途和有效期限；但消费者在购买该商品或者接受该服务前已经知道其存在瑕疵的除外。

（6）履行三包　经营者提供商品或者服务，按照国家规定或者与消费者的约定，承担包修、包换、包退或者其他责任的，应当按照国家规定或者约定履行，不得故意拖延或者无理拒绝。

（7）公平交易　经营者不得以格式合同、通知、声明、店堂告示等方式作出对消费者不公平、不合理的规定，或者减轻、免除其损害消费者合法权益应当承担的民事责任。格式合同、通知、声明、店堂告示等含有前款所列内容的，其内容无效。

| 小单元 | 细目 | 要点 |
|---|---|---|
| （四十三）中华人民共和国反不正当竞争法 | 不正当竞争行为 | 欺诈性交易行为、商业贿赂行为、虚假宣传行为、侵犯商业秘密行为、低价倾销行为、不正当有奖销售行为、诋毁商誉行为、搭售或附加其他不合理条件的行为、招标投标中的串通行为 |

# 第四十三节　中华人民共和国反不正当竞争法

## 一、欺诈性交易行为

① 假冒他人的注册商标。

② 擅自使用知名商品特有的名称、包装、装潢，或者使用与知名商品近似的名称、包装、装潢，造成和他人的知名商品相混淆，使购买者误认为是该知名商品。

③ 擅自使用他人的企业名称或者姓名，引人误认为是他人的商品。

④ 在商品上伪造或者冒用认证标志、名优标志等质量标志，伪造产地，对商品质量作引人误解的虚假表示。

## 二、商业贿赂行为

经营者不得采用财物或者其他手段进行贿赂以销售或者购买商品。

## 三、虚假宣传行为

经营者不得利用广告或者其他方法，对商品的质量、制作成分、性能、用途、生产者、有效期限、产地等作引人误解的虚假宣传。

广告的经营者不得在明知或者应知的情况下，代理、设计、制作、发布虚假广告。

## 四、侵犯商业秘密行为

① 以盗窃、利诱、胁迫或者其他不正当手段获取权利人的商业秘密。

② 披露、使用或者允许他人使用以前项手段获取的权利人的商业秘密。

③ 违反约定或者违反权利人有关保守商业秘密的要求，披露、使用或者允许他人使用其所掌握的商业秘密。

④ 第三人明知或者应知前款所列违法行为，获取、使用或者披露他人的商业秘密，视为侵犯商业秘密。

## 五、低价倾销行为

经营者不得以排挤竞争对手为目的，以低于成本的价格销售商品。

有下列情形之一的，不属于不正当竞争行为：

① 销售鲜活商品。

② 处理有效期限即将到期的商品或者其他积压的商品。

③ 季节性降价。

④ 因清偿债务、转产、歇业降价销售商品。

## 六、不正当有奖销售行为

① 采用谎称有奖或者故意让内定人员中奖的欺骗方式进行有奖销售。

② 利用有奖销售的手段推销质次价高的商品。

③ 抽奖式的有奖销售，最高奖的金额超过五千元。

## 七、诋毁商誉行为

经营者不得捏造、散布虚伪事实，损害竞争对手的商业信誉、商品声誉。

## 八、搭售或附加其他不合理条件的行为

经营者销售商品，不得违背购买者的意愿搭售商品或者附加其他不合理的条件。

## 九、招标投标中的串通行为

① 投标者不得串通投标，抬高标价或者压低标价。

② 投标者和招标者不得相互勾结，以排挤竞争对手的公平竞争。

| 小单元 | 细目 | 要点 |
| --- | --- | --- |
| （四十四）关于禁止商业贿赂行为的暂行规定 | 禁止商业贿赂行为的规定 | （1）商业贿赂、回扣、折扣的界定<br>（2）以行贿、受贿论处的行为 |

# 第四十四节　关于禁止商业贿赂行为的暂行规定

## 一、商业贿赂、回扣、折扣的界定

### 1. 商业贿赂

商业贿赂，是指经营者为销售或者购买商品而采用财物或者其他手段贿赂对方单位或者个人的行为。

财物是指现金和实物，包括经营者为销售或者购买商品，假借促销费、宣传费、赞助费、科研费、劳务费、咨询费、佣金等名义，或者以报销各种费用等方式，给付对方单位或者个人的财物。

其他手段是指提供国内外各种名义的旅游、考察等给付财物以外的其他利益的手段。

经营者在商品交易中不得向对方单位或者其个人附赠现金或者物品。但按照商业惯例赠送小额广告礼品的除外。违反前款规定的，视为商业贿赂行为。

**2. 回扣**

回扣是指经营者销售商品时在账外暗中以现金、实物或者其他方式退给对方单位或者个人的一定比例的商品价款。

账外暗中是指未在依法设立的反映其生产经营活动或者行政事业经费收支的财务账上按照财务会计制度规定明确如实记载，包括不记入财务账、转入其他财务账或者做假账等。

**3. 折扣**

折扣即商品购销中的让利，是指经营者在销售商品时，以明示并如实入账的方式给予对方的价格优惠，包括支付价款时对价款总额按一定比例即时予以扣除和支付价款总额后再按一定比例予以退还两种形式。

明示和入账是指根据合同约定的金额和支付方式，在依法设立的反映其生产经营活动或者行政事业经费收支的财务账上按照财务会计制度规定明确如实记载。

## 二、以行贿、受贿论处的行为

① 以行贿论处的行为：在账外暗中给予对方单位或者个人回扣的，以行贿论处。

② 以受贿论处的行为：对方单位或者个人在账外暗中收受回扣的，以受贿论处。

商业贿赂行为由县级以上工商行政管理机关监督检查。

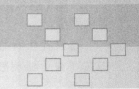

# 第四章

# 案 例

## 一、亮菌甲素注射液不良事件

### 1. 案例描述

2006 年 4 月 22 日、4 月 24 日，广东省某医院住院的重症肝炎患者中先后出现 2 例急性肾衰竭症状，4 月 29 日、4 月 30 日又出现多例相同病症患者，引起该院高度重视，及时组织肝肾疾病专家会诊，分析原因，怀疑可能是患者新近使用齐齐哈尔第二制药有限公司生产的"亮菌甲素注射液"引起。

广东省食品药品监督管理局和卫生厅接获医院上报的情况后，即派有关人员赶赴现场处置，组织省内著名肾病专家进行再次会诊。

2006 年 5 月 3 日广东省食品药品监督管理局向国家局报告后，随即，国家食品药品监督管理局（以下简称 SFDA）责成黑龙江省食品药品监督管理局暂停了该企业"亮菌甲素注射液"的生产，封存了库存药品，同时要求相关省食品药品监督管理局暂控了相关批号药品。为保证人民群众的用药安全，依据《药品管理法》和《药品管理法实施条例》的有关规定，经研究，决定暂停齐齐哈尔第二制药有限公司"亮菌甲素注射液"的生产，在全国范围内暂停销售和使用齐齐哈尔第二制药有限公司生产的"亮菌甲素注射液"。

### 2. 案例报告

2006 年 5 月 14 日，齐齐哈尔市召开了关于齐齐哈尔第二制药有限公司假药案的新闻发布会，宣布了对这起假药案的调查结果：造成该事件的原因系齐齐哈尔第二制药有限公司采购人员王桂平从江苏省中国地质矿业公司泰兴化工总厂购入丙二醇时，既没有索取资质证明，也没有到厂查看，致使购入假冒丙二醇共计 2 吨，并最终作为辅料用于"亮菌甲素注射液"的生产，从而酿成多人死伤的惨剧。

### 3. 法律依据

当地药品监督管理部门根据《药品管理法》第四十八条"药品所含成分与

国家药品标准不符合"等假药的定义，认定该企业生产的亮菌甲素注射液按假药论处，根据《药品管理法》第七十三条和第七十五条进行处罚：没收企业违法所得 238 万元，并处罚款 1682 万元，罚没款合计 1920 万元；吊销其《药品生产许可证》，撤销其 129 个药品批准文号，收回 GMP 认证证书，并且对相关人员及监管人员将追究相应责任。

## 二、"欣弗"不良事件

### 1. 案例描述

2006 年 7 月 27 日，SFDA 接到青海省食品药品监督管理局报告，西宁市部分患者在使用安徽华源生物药业有限公司生产的克林霉素磷酸酯葡萄糖注射液（欣弗）后，出现了胸闷、心悸、心慌、寒战、肾区疼痛、腹痛、腹泻、恶心、呕吐、过敏性休克、肝肾功能损害等临床症状。

2006 年 8 月 2 日，安徽省食品药品监督管理局向全国有关省、自治区、直辖市食品药品监督管理部门发出紧急协查函，暂停销售和使用该品种。

2006 年 8 月 3 日，SFDA 发出《关于全力做好安徽华源生物药业有限公司克林霉素磷酸酯葡萄糖注射液不良事件核查工作的通知》，要求安徽华源生物药业有限公司收回其生产的该产品。

2006 年 8 月 15 日，SFDA 日前发出通知，要求安徽省食品药品监督管理局继续加大对安徽华源生物药业有限公司回收克林霉素磷酸酯葡萄糖注射液（欣弗）的监督力度，督促企业在 8 月 31 日前收回全部未使用的 2006 年 6 月以来生产的"欣弗"。

### 2. 案例报告

2006 年 10 月 25 日，SFDA 会同安徽省食品药品监督管理局对安徽华源生物药业有限公司进行现场检查。经查，该公司 2006 年 6 月至 7 月在生产克林霉素磷酸酯葡萄糖注射液过程中，违反规定生产，未按批准的工艺参数灭菌，降低灭菌温度，缩短灭菌时间，增加灭菌柜装载量，影响了灭菌效果。经中国药品生物制品检定所对相关样品进行检验，结果表明，无菌检查和热原检查不符合规定。

### 3. 法律依据

药品监管部门根据《药品管理法》第四十九条规定，认定其产品按劣药论处，根据《药品管理法》第七十四条进行处罚，由安徽省食品药品监督管理局没收该企业违法所得，并处二倍罚款；责成安徽省食品药品监督管理局监督该企业停产整顿，收回该企业的大容量注射剂《药品 GMP 证书》；撤销该企业"欣弗"药品的批准文号，收回批件；由安徽省药监部门依法监督销毁召回的

"欣弗"药品。并且依据法律对相关责任人进行了处理。

### 三、甲氨蝶呤不良事件

#### 1. 案例描述

2007年7月6日，SFDA根据国家药品不良反应监测中心报告，广西壮族自治区和上海市有三家医院的部分白血病患儿陆续出现下肢疼痛、乏力，进而行走困难等症状，患儿共同使用了标示为上海医药（集团）有限公司华联制药厂生产的注射用甲氨蝶呤（批号为070403A、070403B，规格5mg）。

2007年8月30日，SFDA和卫生部决定暂停上海医药（集团）有限公司华联制药厂070405B、070502B批号注射用甲氨蝶呤（5mg）用于鞘内注射。

2007年9月5日，SFDA和卫生部联合发出通知，要求暂停上海医药（集团）有限公司华联制药厂注射用甲氨蝶呤和注射用盐酸阿糖胞苷（均为冻干粉针剂）的生产、销售和使用。

#### 2. 案例报告

在卫生部、SFDA联合调查组的指导和参与下，上海市政府相关部门查明上海医药（集团）有限公司华联制药厂生产的鞘内注射用甲氨蝶呤和阿糖胞苷药物损害事件原因。该企业在生产过程中，现场操作人员将硫酸长春新碱尾液混于注射用甲氨蝶呤及盐酸阿糖胞苷等批号药品中，导致了多个批次的药品被硫酸长春新碱污染，造成重大的药品生产质量责任事故。该企业有关责任人在前期的联合调查组调查期间和后期的公安机关侦察中，有组织地隐瞒违规生产的事实。

#### 3. 法律依据

药品监管部门根据《药品管理法》第四十八条规定中"药品所含成分与国家药品标准不符合"等假药的定义，认定该企业这两种药品均属于假药，根据《药品管理法》第七十三条规定，对其进行如下处罚：2007年12月31日，上海市食品药品监督管理局依法吊销该厂所持有的《药品生产许可证》，没收违法所得，并给予《药品管理法》规定的最高处罚。上海市公安机关已对相关责任人实行了刑事拘留，并将依法追究其刑事责任。

### 四、刺五加注射液不良事件

#### 1. 案例描述

2008年10月6日，SFDA接到云南省食品药品监督管理局报告，云南省红河州6名患者使用了标示为黑龙江省完达山制药厂生产的两批刺五加注射液（批号为2007122721、2007121511，规格为100ml/瓶）出现严重不良反应，其中有 3 例死亡。

2008 年 10 月 7 日，卫生部和 SFDA 联合发出紧急通知，要求暂停销售、使用标示为黑龙江省完达山制药厂（2008 年 1 月更名为黑龙江省完达山药业股份有限公司，以下简称完达山药业公司）生产的刺五加注射液，并且派出了 2 个工作组分赴云南和黑龙江开展联合调查、医疗救治。

**2. 案例报告**

2008 年 10 月 14 日，卫生部、SFDA 联合通报，中国药品生物制品检定所检验初步结果显示，完达山药业公司生产的刺五加注射液部分批号的部分样品有被细菌污染的问题。

经查，完达山药业公司生产的刺五加注射液部分药品在流通环节被雨水浸泡，使药品受到细菌污染，后被更换包装标签并销售。2008 年 7 月 1 日，昆明特大暴雨造成库存的刺五加注射液被雨水浸泡。完达山药业公司云南销售人员张某从完达山药业公司调来包装标签，更换后销售；中国药品生物制品检定所、云南省食品药品检验所在被雨水浸泡药品的部分样品中检出多种细菌。此外，完达山药业公司包装标签管理存在严重缺陷。完达山药业公司管理人员质量意识淡薄，包装标签管理不严，提供包装标签说明书给销售人员在厂外重新贴签包装。

**3. 法律依据**

完达山药业公司的上述行为严重违反《药品管理法》第四十八条"被污染的"等假药的定义，认定完达山药业公司生产的刺五加注射液按假药论处。根据《药品管理法》第七十三条规定对其进行处罚：①由黑龙江省食品药品监管局责令完达山药业公司全面停产，收回药品 GMP 证书，对该企业违法违规行为依法处罚，直至吊销《药品生产许可证》。②由黑龙江省食品药品监管局依法处理企业直接责任人，在十年内不得从事药品生产、经营活动。建议该企业主管部门追究企业管理者的管理责任。

云南省公安部门对涉嫌的完达山药业公司销售人员张某等多人刑拘。食品药品监管部门密切配合公安部门全面调查张某等人的涉嫌违法犯罪行为，直至追究其刑事责任。

## 五、糖脂宁胶囊事件

**1. 案例描述**

2009 年 1 月 30 日，卫生部、SFDA 分别发出《关于查处假药糖脂宁胶囊的通知》和《关于立即停用"糖脂宁胶囊"（批号为 081101）的紧急通知》。2009 年 1 月 17 日和 19 日，新疆喀什地区莎车县 2 名糖尿病患者在服用药品

"糖脂宁胶囊"后，出现疑似低血糖并发症，两人相继死亡。调查显示，这 2 名患者生前服用的"糖脂宁胶囊"标识为"广西平南制药厂"生产，批号为 081101。

经新疆维吾尔自治区药品检验所检验发现，死者生前服用的药品每粒含约 10.33 毫克的"格列本脲"。"格列本脲"为第二代磺脲类药，有较强的降低血糖作用，但成人每日服用不得超过 15 毫克，否则会危及用药者生命安全。被查获的药品说明书称正常用量为每日 9 粒，已超过最高日服用量 6 倍。据了解，这批标识为广西平南制药厂生产（批号为 081101）的"糖脂宁胶囊"在喀什等地通过义诊的方式，向前来咨询的患者进行私售。

**2. 案例报告**

2009 年 1 月 24 日，新疆维吾尔自治区食品药品监督管理局向广西食品药品监督管理局发出核查函电。广西方面核查发现，广西平南制药厂是依法批准的药品生产企业，2008 年共生产 8 个批次的"糖脂宁胶囊"，经抽检所有批次的"糖脂宁胶囊"，均未检出"格列本脲"，在此基础上，又对药品外包装进行真伪核对比较，认定广西平南制药厂未生产过批号为 081101 的"糖脂宁胶囊"，致人死亡的药品为假冒生产厂家、批准文号、检验报告书的产品。

据查，伪造批号生产、销售假"糖脂宁胶囊"的主要嫌疑犯李某是广西平南制药厂"糖脂宁胶囊"全国独家总代理，他在销售正规"糖脂宁胶囊"的同时，为赚取更大利润，纠集其他犯罪嫌疑人出售假"糖脂宁胶囊"。

调查发现，犯罪嫌疑人李某曾 3 次打电话要求广西平南制药厂负责人在糖脂宁胶囊中添加格列本脲（降血糖药）以提高疗效，均遭厂方拒绝。在这一点上，广西平南制药厂负起了第一责任人的责任。其次，要求企业严格按照药品生产质量管理规范（GMP）进行生产，严禁非法添加化学物质。监管部门应加强原辅料购进渠道的监督检查，强化药品生产工艺、处方和记录的核查，全面推行驻厂监督员和质量受权人制度，不断加大对企业检查的频次和力度，同时建立起企业诚信档案，严厉打击和查处违法违规行为，对不按规定进行生产、偷工减料、以次充好的企业，责令停产整顿，并通过媒体予以曝光，把企业列入"黑名单"；对故意规避监管、弄虚作假、生产假冒伪劣产品的，吊销其生产许可证，一次性淘汰出局。不仅如此，还要对严重违法违规生产的主管人员和直接责任人，按照《药品管理法》的规定，追究法律责任。此外，还要加强企业员工的培训。既要开展业务技术培训，更要进行法律法规知识宣教，不断提高员工的整体素质。

**3. 法律依据**

按照《药品管理法》第四十八条规定，"糖脂宁胶囊"假药事件涉及制假售假。按照《药品管理法》第七十三条规定，对生产、销售假药的，没收违法所得和药品，并处药品货值金额二倍以上五倍以下的罚款；有药品标准证明文件的予以撤销，并责令停产、停业整顿；情节严重的，吊销《药品生产许可证》《药品经营许可证》或者《医疗机构制剂许可证》。《刑法》第一百四十一条规定，生产、销售假药，足以严重危害人体健康的，处三年以下有期徒刑或者拘役，并处或者单处销售金额百分之五十以上二倍以下罚金；对人体健康造成严重危害的，处三年以上十年以下有期徒刑，并处销售金额百分之五十以上二倍以下罚金；致人死亡或者对人体健康造成特别严重危害的，处十年以上有期徒刑、无期徒刑或者死刑，并处销售金额百分之五十以上二倍以下罚金或者没收财产。

## 六、双黄连注射液事件

### 1. 案例描述

2009年2月9日至10日，青海省大通县城关镇东门村卫生室和青山乡利顺村卫生室发生3例疑似双黄连注射液使用不良反应，患者静脉输液后出现呼吸困难、发热等症状。2月10日，一名62岁的女性患者抢救无效死亡。

2009年2月11日，卫生部、国家食品药品监督管理局接到青海省报告，该省大通县3名患者使用标识为黑龙江乌苏里江制药有限公司佳木斯分公司生产的双黄连注射液（批号为0809028、0808030，规格为20毫升/支）发生不良事件，并有1例死亡报告。

2009年2月12日，卫生部、国家食品药品监督管理局联合发出紧急通知，要求各级各类医疗机构和药品经营企业立即暂停使用和销售该企业生产的双黄连注射液，并在全国范围内对涉嫌产品进行全面查控。

### 2. 案例报告

2009年2月12日，黑龙江省食品药品监管局派出调查组对该企业进行检查，对涉嫌药品进行了抽验，检验工作正在进行。据初步调查，该企业生产批号为0808030的药品505件，0809028的药品576件，现已全部售出。其中，0808030批号的药品80件零10盒，0809028批号的药品455件销往青海省，其余销往河北省、黑龙江省和山东省。黑龙江省佳木斯市食品药品监管局已监督该企业对涉嫌产品进行召回。

2009年2月20日，国家食品药品监督管理局公布的调查结果指出，专家认为，虽然对药品质量和生产场所的检查没有异常发现，但是所发生病例以全身炎症性反应综合征为主要表现，临床表现和转归提示有外源性致病原突然入血。

国家食品药品监督管理局称，结合临床使用情况初步判断，黑龙江乌苏里江制药有限公司佳木斯分公司生产的多批号双黄连注射液与此次青海省所发生的不良事件呈高度相关性。

### 3. 法律依据

根据调查结果和专家意见，卫生部和国家食品药品监督管理局将加强中药注射剂生产和临床使用管理，开展中药注射剂安全性再评价工作。加强对基层医生特别是乡村医生的培训，规范抗生素和中药注射剂使用，选用中药注射剂时应注意辨证施治，严格按照药品说明书使用药品。专家建议，使用中药注射剂一定要严格遵守卫生部、国家食品药品监督管理局、国家中医药管理局联合下发的《中药注射剂临床使用基本原则》。

黑龙江省相关部门组成调查组对黑龙江乌苏里江制药有限公司佳木斯分公司开展调查，对未出厂的问题批次药品进行封存，并对药品留样进行抽验，送至药品检验部门，并协助企业开展药品的召回工作。黑龙江省有关部门已勒令"问题"批次双黄连注射液生产厂家黑龙江乌苏里江制药有限公司佳木斯分公司停产。

## 七、药学经典实验事件

### 1. 案例描述

自从 20 世纪 70 年代以来，世界著名的商学院都在进行着同一项实验。这要追溯一种名为"帕纳巴"（Panalba）的药物。它是多种抗生素的混合物，与同时期、同种用途的药品相比，它的效用较差。美国 FDA 和国家科学院（National Academy of Sciences）都表示，这种药在现代药品中没有一席之地。

"帕纳巴"是普强公司（Upjohn）的一种畅销产品。该公司很早就了解了这一问题，但一直不把事实公之于众。因为"帕纳巴"被撤市的时间每拖延一个月，普强公司就将多赚 100 万美元。

矛盾的双方很有代表性：一方是以确凿的科学数据为依据的公共政策，另一方是强大的利益集团。普强公司通过政治手段阻拦 FDA 的所有行动，致使双方僵持不下。面对科学证据和科学家的反对意见，普强公司召开了一个特别董事会。董事会不仅决定继续销售"帕纳巴"，而且决定积极采取法律手段，来尽量延长该药品的销售时间。

### 2. 案例报告

宾夕法尼亚大学沃顿商学院（Wharton School）管理学教授阿姆斯特朗（J. Scott Armstrong）对普强公司领导者在危机时的做法深感不解。他的学生将来都是商业精英或者商业理论的教师，他在课上指导他们学习如何进行有效管理商业的思考。于是，他开始了首次实验。

他向学生们讲述了这个案例，告诉参加实验的学生，普强公司决定继续销售"帕纳巴"，而且要通过法律和幕后游说的手段打败 FDA。他的问题是：普强公司的这种做法对社会是否负责？参加者中 97％的人认为这种做法不负责任，3％的人弃权。随后，他又邀请了另外一组学生用角色扮演的方法回答这个问题。共设 7 个角色，每个学生都扮演普强公司的一个董事。结果，有79％的"董事会"成员一致选择尽全力继续销售该药，同时采取法律、政治以及其他一切必要手段，阻止政府的禁令。

**3. 法律依据**

药事管理离不开政府监督管理，也体现了《药品管理法》的立法总则。"帕纳巴"（Panalba）药物实验是一项经典的实验，此后多年在 10 个国家重复进行了 91 次。每次的结果都令人震惊的大同小异。管理者的表现充分反映出在商业利益与社会责任的冲突中，在不同价值观的冲击中，利润最大化的巨大诱惑；同时也告诫人们，社会利益与责任不能依靠某些人的觉悟或良知，也不能单纯依靠商业实行自我管理，政府监督管理不能缺失，这一点毋庸置疑。

## 八、医药科研机构体制改革事件

**1. 案例描述**

国家和地方政府管理的医药科研院所和高等院校一直是我国医药科研和技术开发的主体。长期以来，由于其内部缺乏竞争机制，产、学、研之间合作和衔接不适应市场快速发展的需求等原因，技术创新能力明显下降。但在新的形势下，近年来的科研体制改革也使不得不走向市场的各种医药科研机构发生了很大变化，寻找新的发展出路。改制有利于加快国有科研机构进入市场的步伐，从而有效地把企业和研究机构有机结合，有利于产、学、研形成互动的良性循环。

**2. 案例报告**

目前，上海医药工业研究院已成功上市，成为我国医药科研单位首家上市公司；湖北医药工业研究院、重庆医药工业研究院等单位通过资本运作组建了股份制公司；天津药物研究院、中国医药研发中心、广州医药研究所等进入大型医药企业集团……一时间，不少原属事业单位性质的研发机构纷纷换上新装。2000 年 12 月，四川抗菌素工业研究所由国家食品药品监督管理局所属的事业单位转制为中国医药集团下属的医药研发企业。2006 年 8 月，四川抗菌素工业研究所与国药集团控股有限公司合资成立四川抗菌素工业研究所有限公司。华北制药集团新药研发中心的前身原是一个厂办研究所，主要从事外来转让新产品产业化研究，同时对生产车间提供技术支持，基本上不具备自主创新能力。如今，作为集团下属具有法人资格的专业研发机构，该中心的研发能力不断提高，已初步拥有了自主开发的能力和核心技术，从最初的简单移植仿制转向了仿创相结合，并逐步向以创新为主转变。近年来，该中心依靠自身技术创新体系开展技术创新和新产品研发，已先后完成几十个新产品的研发工作并实现了产业化。华药集团新药研发中心经过多年的探索，在对外合作和交流方面逐步形成了一套独特的产学研联合开发模式，并与国内多家科研院所、高等院校建起了产学研联合体，以推动产业技术升级换代和新产品开发。

请根据本书所学内容，分析国有医药科研机构体制改革对我国医药行业的发展有何影响。

**3. 法律依据**

医药卫生行业的科研机构体制改革有其特殊性。应十分重视医疗卫生单位、高等医学院校在医药科研中的作用。根据中共中央国务院《关于深化医药卫生体制改革的意见》指导精神，明确提出"（十三）建立可持续发展的医药卫生科技创新机制和人才保障机制"。加快医药卫生事业发展，适应人民群众日益增长的医药卫生需求，不断提高人民群众健康素质，是贯彻落实科学发展观、促进经济社会全面协调可持续发展的必然要求，是维护社会公平正义、提高人民生活质量的重要举措，是全面建设小康社会和构建社会主义和谐社会的一项重大任务。

## 九、违规销售处方药事件

**1. 案例描述**

零售药店违规销售处方药问题属于行业顽疾，也是监管部门头疼且敏感的问题，尤其在疫情影响下，问题变得更加突出。零售药店（含网上药店）应按照"线上线下一致"原则落实处方药与非处方药分类管理制度，严格执行处方药凭处方销售管理规定。

**2. 案例报告**

某市市场监督管理局发布"2019 年食品药品行政处罚案件信息公开（11）"显示，该市某药房有限公司采用邮售、互联网交易的形式通过某电商平台直接向公众销售处方药，自 2019 年 8 月 27 日（第一笔交易日）至 9 月 12日（检查当日）合计销售 781 笔，销售药品货值金额约为 12.38 万元。

**3. 法律依据**

对此案件的处理，存在以下两种分析：

① 该药房违反了《药品流通监督管理办法》第二十一条"药品生产、经营企业不得采用邮售、互联网交易等方式直接向公众销售处方药"的规定。

②　依据《药品流通监督管理办法》第四十二条"药品生产、经营企业违反本办法第二十一条、医疗机构违反本办法第二十八条规定，以邮售、互联网交易等方式直接向公众销售处方药的，责令改正，给予警告，并处销售药品货值金额二倍以下的罚款，但是最高不超过三万元"的规定，因不具备《某省市场监督管理局行使行政处罚裁量权适用规则（试行）》中规定的不予处罚、减轻处罚、从轻处罚、从重处罚的情形，某市市场监督管理局给予该大药房有限公司警告及3万元罚款的行政处罚。

## 十、生产企业使用劣药生产药品事件

### 1. 案例描述

某地药监部门在检查中发现某厂用于生产蛇胆川贝口服液的川贝母有吸湿现象，遂对该批川贝母进行了抽验，检验结果不符合规定，水分严重超标。已有五十多千克不合格川贝母作为原料用于生产蛇胆川贝口服液，所生产的蛇胆川贝口服液检验结果符合药品标准规定。

### 2. 案例报告

对本案有以下三种意见。

第一种意见：应按照未按规定实施GMP处罚。理由是《GMP》第二十六条要求生产企业的仓储区要保持清洁和干燥，通风设施及温湿度控制应符合储存要求，该厂川贝母出现吸湿现象说明该厂违反了该项规定。

第二种意见：不应处罚。理由是该药厂用于生产蛇胆川贝口服液的川贝母不合格，虽然违反了《药品管理法》第十一条关于"生产药品的原料、辅料，必须符合药用要求"的规定，但法律法规并未规定处罚措施。

第三种意见：应按生产劣药定性处罚。理由是该厂使用劣药作为原料生产药品，理应定性为生产劣药，应当按照生产劣药定性处罚。

### 3. 法律依据

国家药品标准以及《药品管理法》第四十八条、四十九条关于假药、劣药的法律规定是判断药品是否构成假药、劣药的基本依据。这里有一个问题，那就是国家药品标准不完善的问题，许多药品标准不能完全控制和反映药品质量，尤其中成药标准。目前，仍有一些中成药需要靠监督投料和控制生产工艺的办法控制药品质量。在这种情况下，劣质原料生产的药品即使符合药品标准的规定，也不能保证其质量。如使用霉变变质中药材生产的中成药，药材中的化学成分已经发生变化，但由于中成药质量标准仅对少数化学成分进行控制，所以检验结果常常符合药品标准规定。

为了弥补国家药品标准可能存在的缺陷，《药品管理法实施条例》第五十八条规定"对有掺杂、掺假嫌疑的药品，在国家药品标准规定的检验方法和检验项目不能检验时，检验机构可以补充检验方法和检验项目进行检验；经国务院药品监督管理部门批准后，使用补充检验方法和检验项目所得出的检验结果，可以作为药品监督管理部门认定药品质量的依据"，这条规定可以解决实践中因药品标准不能真实反映药品质量的问题，通过补充检验方法和检验项目的办法，发现和判定使用劣质原料生产的劣质药品，将其从市场上清除出去，维护人民群众的身体健康。

出厂药品的质量，取决于两个方面：一是生产药品所用的原料、辅料和包装材料的质量；二是药品生产制造过程中的工作质量。而患者使用中的药品质量，还要加上药品储存、运输、保管以及药品使用过程中的工作质量。本案主要涉及原料的真伪优劣对出厂药品质量的影响。使用假的药品原料生产的药品，由于所含的成分与国家药品标准不符，按照《药品管理法》第四十八条的规定，必然为假药。

## 十一、天津天士力的 GAP 之路案例

### 1. 案例描述

1998 年，天津天士力开始为其核心产品复方丹参滴丸所使用的主要原料药——丹参寻找和选择最佳的生产地。经过认真考察论证，最终选择了位于我国秦岭东南麓的陕西省商洛，进行丹参规范化种植与生产。1999 年 1 月，天津天士力与商洛共同投资组建了陕西天士力植物药业有限公司，开始全国第一个 GAP 药源基地的建设，为了保证药材质量的稳定、可控，天士力借鉴欧共体 GAP，对丹参的生长环境、种质评定、施肥、病虫害防治、采收加工、产品质量检验等各个环节，经过田间、室内的 62 项试验，在取得大量科学依据的基础上，制定出《丹参生产标准操作规程（SOP）》。随后又经过几年的探索，制订出全国首例《基地生态环境质量标准》《种质、种子质量标准》《农药安全使用标准》《肥料使用标准》等一系列严谨、细致的企业标准。天士力通过引入并推广丹参优良新品系，在丹参生长发育规律、有效成分变化、无"农残"施肥和病虫害防治等方面进行了系统的研究，配置了高效液相分析仪、超净工作台等一系列实验、化验仪器设备，系统的监测药材生产的全过程等方法，有效地解决了中药材的重金属含量和农药残留量偏高的问题。经过近 5 年时间，投资达六千余万元，天津天士力终于建成了规范化、规模化的丹参药源基地，并于 2004 年 3 月 16 日成为首批第一个通过国务院药品监督管理部门认证的 GAP 基地。

**2. 案例报告**

国家提倡建设规范化中药材生产基地的主要目的是：因地制宜积极发展优质中药材生产，为中药饮片和中成药生产提供质量稳定、无污染的生产原料，使中药材生产与中药工业企业的原料基地、商业企业货源基地建设结合起来，最终实现规模化、规范化、集约化发展，这也是目前及今后进行中药材生产产业化经营的发展方向。

**3. 法律依据**

为规范中药材生产、保护中药材质量，促进中药标准化、现代化，国家出台《中药材 GAP 认证管理办法》。天津天士力的 GAP 之路表明，GAP 基地的建设是一项非常复杂的系统工程，需要投入足够的人力、物力、财力作保障，并且需要在种质资源筛选、产地环境确定、药材生产标准操作规程等方面作大量细致、认真的研究工作。但是中药生产企业作为中药现代化的主要受益者之一，应当积极推动中药材的规范化生产，以从源头上保证其所生产的中药制剂的质量，这也是企业发展的长久之计。

## 十二、未取得经营资格非法购入、贩卖第二类精神药品案例

**1. 案例描述**

2004 年 8 月 30 日安徽省合肥市药品监督管理局接到群众举报，反映张洼路一家名为鑫岳印务公司内存有大量过期的安定（地西泮）注射液，该局立即部署展开查处。经现场勘察，查获安定注射液 90 万支，其中 16.8 万支过期失效，73.2 万支距有效期还有一天时间。执法人员对现场查获的药品当即作出予以查封和扣押的处罚决定。

**2. 案例报告**

鉴于本案案情重大，合肥市药品监督管理局及时向安徽省食品药品监督管理局、安徽省公安厅汇报案情，并通报当地公安机关配合调查。经调查发现，涉案人王某（鑫岳印务公司法人代表）在未取得精神药品经营资格的情况下，非法大量购入、贩卖国家管制的第二类精神药品安定注射液（主要销往广州等地，大多转售给吸毒人员）。

**3. 法律依据**

本案有两方面问题值得探讨和思考。

第一，本案在法律适用上引发了争议。

（1）涉案人王某在没有取得经营药品资质的情况下，非法贩卖国家管制的第二类精神药品安定注射液。对照《刑法》第二二五条第一款的规定，属未经许可经营其他限制买卖的物品，其行为构成非法经营罪。

（2）涉案人王某非法贩卖安定注射液的行为，符合贩卖毒品罪的犯罪构成要件。根据〔2002〕高检研发第 23 号明确规定安定属《刑法》中所指的毒品，符合毒品犯罪的犯罪对象条件。

（3）涉案人王某的行为在客观方面表现为贩卖毒品的行为。即明知是毒品仍然进行非法贩卖。在主观方面其行为是故意和直接的。

（4）涉案人王某是具有刑事责任能力的成年人。

第二，此案的发生暴露出有关部门对麻醉药品、精神药品的生产、经营、运输等方面监督管理力度不够。本案至少在以下环节存在问题。

（1）涉案人王某并没有取得药品经营资格，为何还有经营企业（芜湖康奇制药有限公司）将国家管制的第二类精神药品安定注射剂销售给他。

（2）涉案人王某将安定注射液分次托运至广州，数量之大，竟能多次逃过运输部门的眼睛，相关部门难逃失察之责。

（3）涉案人王某及其同伙将安定注射液非法销售给个体诊所和药贩子，并转卖给吸毒人员，这些诊所难辞其咎，也表明相关行政管理部门对个体诊所的监督管理缺位。

对以上案例你是如何认定的？该案例究竟是属于贩卖毒品罪还是非法经营罪？

## 十三、虚假广告案例

### 1. 案例描述

某医院在私自印刷并散发给来院诊治患者的药品宣传册《健康导报》中宣称：×××前列胶囊是××医院的院士、博士、导师、临床医学专家经过几十年刻苦攻关研制出的用于专前列腺病最先进、最有效的新药，是目前世界上治疗前列腺病最有效的药物。然后又列举×××前列胶囊具有 5 大特点：①生物工程高科技提取技术运用。②起效迅速，治愈率高，药效为同类药物的 3～5倍。③重在清源、标本兼治、安全性高。④携带方便、服用方法简便、无依赖性。⑤千年奇方，标本同治。另外称该胶囊能"快速"治愈前列腺疾病，服用 1 天后绝大多数能顺利排尿，4 天后可顺畅排尿，14 天后绝大部分前列腺炎可彻底治愈，24 天后，顽固性增生患者获得根治。同时列举大量的患者病例，如宣称患者徐某等在服用两个疗程的×××前列胶囊后，前列腺恢复正常。该宣传册还称×××前列胶囊是目前药品市场唯一根治前列腺疾病的治疗性特效新药，4 小时可起效，是采用苗族最新配方最新治疗前列腺疾病的专用强力速效药。最后，该医院做出承诺，对服用×××前列胶囊后，前列腺病没有痊愈的患者予以半费或免费提供×××前列胶囊，同时公布了咨询热线、邮购通讯地址、联系人和医院地址等联系方式。

**2. 案例报告**

该药品广告存在以下违法违规行为：第一，未经药品监督管理部门批准，未取得批准文号；第二，列举了大量的患者病例；第三，使用了诸如"根治、彻底治愈、最先进、最有效"等绝对用语和不科学的断言，使用"唯一、专用"和同类药品比较；第四，对药品进行让利销售及馈赠。

**3. 法律依据**

该行为违反了《广告法》第九条、第十六条、第二十八条等规定。该广告未取得《医疗广告证明》擅自发布，含有保证治愈的内容，多处违法，被处以10000元罚款。

## 十四、安万特制药公司诉 Amphastar 公司和 Teva 美国公司专利侵权案例

**1. 案例描述**

2006年4月10日，美国联邦巡回上诉法院就安万特 Pharma S. A. 公司与安万特制药公司（并称安万特）诉 Amphastar 公司和 Teva 美国公司专利侵权案做出最新裁决。该案是美国知识产权上诉法院就专利执行力问题做出的最新裁决之一。

**2. 案例报告**

该案原告隶属于法国安万特集团。2004年安万特集团是仅次于美国辉瑞公司、英国葛兰素史克公司的世界第三大制药公司。2005年，该集团销售额超过273亿欧元，利润超过63亿欧元。被告中，Amphastar 公司是一家主要从事仿制药业务的公司，不过也在兜售一些医药专利技术。Teva 美国公司是 Teva 制药工业集团的全资子公司。后者是全球最大的仿制药企业之一，总部位于以色列，2005年销售额超过53亿美元。

该案涉及保护低分子量肝素制造技术的两项美国专利。这种抗凝血专利药每年的销售收入约19亿欧元，是安万特公司最重要的专利产品之一。此前被告向美国 FDA 提交了"简易新药申请"请求批准上述专利药的仿制药上市销售。按照美国法律，原告对这个简易新药注册申请提起专利侵权诉讼，可以搁置仿制药审批程序，使之进入30个月的停审期，从而拖延竞争对手进入市场的时间。而且，原告一旦胜诉，被告的仿制药将在专利到期的2012年之后才能上市销售。

在一审程序中，被告提起了专利不可执行抗辩，并请求法院就此作出宣告式判决。我国专利侵权诉讼中，专利无效抗辩、公知技术抗辩、先用权抗辩、不构成等同侵权抗辩等应用较多，但是基本没有所谓专利不可执行抗辩。与我

国不同，美国主要有两种专利不可执行制度：第一，生物技术方法之外的某些医疗方法专利对特定的"侵权人"没有执行力；第二，专利申请人在申请、审查过程中违反信息公开义务，向审查员隐藏了重要的现有技术，导致授权的专利虽然有效但不可执行。

本案涉及第二种制度。在原告的专利申请文件中，将专利权利要求涵盖的产品的 40 毫克剂量半衰期技术特征与第 40144 号欧洲专利公开现有技术产品的 60 毫克剂量半衰期特征进行了比对，专利主张的产品有严重的优良性，法庭认为，这种不明确披露具体剂量差异的做法是错误的。如果原告在申请专利和审查程序中公开同样剂量产品的半衰期，相关专利可能不会授权。因此，一审法院作出宣告式判决，裁定原告的两篇专利没有执行力。原告遂提出上诉。

**3. 法律依据**

二审法院驳回了上述裁决。它认为，专利权人从来没有在专利申请、审查程序中明确比对两种产品的剂量。对于上诉人的主观过错，二审法院认为，依据普通法，主观意图可以用直接证据判定，也可以用证据综合来证明。一审法院没有找到这方面的直接证据，而是依据证据综合判定上诉人存在主观过错。二审法院认为，地区法院的这种做法没有问题，但是原告就其主观过错提交的反驳证据尚值得继续研究。

二审法院裁定，一审法院对上诉人忽略数据属于重要现有技术的结论是正确的，但是宣告式判决不能解决上诉人的主观过错问题，上诉人是否在专利申请、审查过程中欺骗专利审查员，还需法院进一步审查。

这样，裁定安万特两项美国专利没有执行力的一审判决被推翻，案件被发回重审。

该案虽然没有创立新的规则，但对美国第二种专利不可执行制度的具体实施路径做出了很好的诠释。

我国尚没有相关立法。目前，我国年度专利总申请量已经超过美国 6 万多件，绝大部分是没有经过实质审查的实用新型和外观设计专利。虽然我国发明专利有实质审查，但是和美国不同，我国的发明人、原始申请人、受让专利申请权的后续申请人等都没有所谓信息披露义务。引进信息披露义务制度，这应当是我国专利审查制度改革的一个重要方面。

## 十五、新药技术转让合同纠纷事件

**1. 案例描述**

2000 年 10 月浙江巨泰药业有限公司与河北石家庄开发区康平医药技术研究所签订了一份新药技术转让合同，该合同新药技术转让费的总金额为人民币

185 万元。浙江巨泰药业有限公司已经按照合同履行了 120 万元的义务，双方约定余款（转让费）65 万元在受让方取得生产批准文号、试制出成品后付清。

经查，浙江巨泰药业有限公司在 2003 年 3 月 14 日已经取得国家药品监督管理局核发的国药准字 H20030190 文号批准，但遗憾的是浙江巨泰药业有限公司未按合同履行支付余款 65 万元的义务，康平医药技术研究所虽多次催讨，均无结果。康平医药技术研究所认为浙江巨泰药业有限公司未按照合同规定履行付款义务，其行为构成违约。根据合同双方签订的《新药技术转让合同书》第二条第一项的规定，浙江巨泰药业有限公司应该将余款在康平医药技术研究所取得批准文号、试制出成品后付清。根据国家药品监督管理局官方完善查询结果，表明康平医药技术研究所已于 2003 年 3 月 14 日得到"国药准字 H20030190"的批准文号。因此浙江巨泰药业有限公司应当于 2003 年 3 月 14 日向康平医药技术研究所支付余款 65 万元。

浙江巨泰药业有限公司认为康平医药技术研究所方没有按照承诺在三个月内为浙江巨泰药业有限公司办出批准文号，康平医药技术研究所未交付全部技术资料，以及付清余款尚欠缺一个条件，即试制出成品后付清，因此浙江巨泰药业有限公司享有后履行抗辩权。

**2. 案例报告**

康平医药技术研究所从来没有向浙江巨泰药业有限公司做出过关于三个月内办出批准文号的承诺，浙江巨泰药业有限公司也未提出任何有效证据证明康平医药技术研究所曾经有过这样的承诺。批准文号是由国家药品监督管理局核发，康平医药技术研究所方根本不可能干预国家的行政机关进行文号的审批，批准文号只有在浙江巨泰药业有限公司符合《新药保护和技术转让的规定》中规定的条件及程序，国家药品监督管理局才可能核发批准文号给浙江巨泰药业有限公司。

康平医药技术研究所已经交付全部技术资料并指导浙江巨泰药业有限公司制成了样品，正是基于此，浙江巨泰药业有限公司才可以取得批准文号。根据《新药保护和技术转让的规定》第二十条、第二十一条的规定，试制出成品应在批准文号之前，这是一个法定程序，没有试制出成品，是不可能取得批准文号的。而且，从这两条规定中还可以看出，报送全套技术资料是申请批准文号的前提，且浙江巨泰药业有限公司不在省级药品监督管理部门现场检验下试制出连续 3 批成品的话是根本不可能取得批准文号的。同时根据《新药批准办法》第十五条规定，本案中涉及新药属三类新药，在取得批准文号之后即为正式生产，不存在还需要试产期的问题。因此，浙江巨泰药业有限公司的关于康平医药技术研究所未交付全部资料以及没有试制出成品的抗辩理由也不能成立。

**3. 法律依据**

根据《新药保护和技术转让的规定》第二十条、第二十一条和《新药批准办法》第十五条规定，浙江巨泰药业有限公司的关于康平医药技术研究所未交付全部资料以及没有试制出成品的抗辩理由也不能成立。最终，双方达成和解协议。浙江巨泰药业有限公司将65万元余款交付给康平医药技术研究所，本案得到圆满的解决。

## 十六、无证照经营药品行政处罚案

**1. 案例描述**

2003年4月，某工商部门在日常执法时发现，辖区内袁某（个人）涉嫌无营业执照经营药品，该工商部门对袁某的药品进行了扣押。由于工商部门对扣押的药品质量不能鉴定，便请药品监督管理部门协助。药品监督管理部门在鉴定药品质量的时候，发现袁某经营药品未取得《药品经营许可证》。经进一步调查，袁某无证批发经营药品已长达5年之久。鉴于此种情况，药品监督管理部门向工商部门提出，此案应属于药品监督管理部门的查处范围。

**2. 案例报告**

根据《无照经营查处取缔办法》第十四条规定：对于无证照经营行为，由工商行政管理部门依法予以取缔，没收违法所得。

《药品管理法》第十四条第一款规定：无《药品经营许可证》不得经营药品。

《药品管理法》第七十三条规定：未取得《药品经营许可证》经营药品的，依法予以取缔，没收违法生产、销售的药品和违法所得，并处违法生产、销售的药品（包括已出售的和未出售的药品）货值金额两倍以上五倍以下的罚款。

在查处无照经营药品的违法行为时，《药品管理法》和《无照经营查处取缔办法》的适用效力不同，《药品管理法》是全国人民代表大会审议通过的法律，效力高于以国务院令颁布的《无照经营查处取缔办法》。

**3. 法律依据**

根据《药品管理法》第七十三条规定：袁某无证照批发经营药品的违法行为，应由药品监督管理部门以违反《药品管理法》第十四条第一款之规定，按照《药品管理法》第七十三条规定给予处罚。如果袁某的经营数额达5万元以上或者违法所得达1万元以上，就构成了非法经营罪，应承担刑事责任，药品监督管理部门应及时把案件移交给公安部门处理。

## 十七、长春长生疫苗事件

### 1. 案例描述

2018 年 7 月 15 日，国家药品监督管理局发布通告：国家药监局根据线索组织对长春长生生物科技有限责任公司（以下简称长春长生）生产现场进行检查。检查组发现，长春长生在冻干人用狂犬疫苗生产过程中存在记录造假等严重违反《药品生产质量管理规范》（药品 GMP）行为。根据检查结果，国家药监局迅速责成吉林省食品药品监督管理局收回长春长生相关《药品 GMP 证书》。10 月 16 日，国家药品监督管理局和吉林省食品药品监督管理局依法从严对长春长生违法违规生产狂犬病疫苗作出行政处罚。

### 2. 案例报告

行政处罚决定书载明，该事件中长春长生共存在以下八项违法事实：①将不同批次的原液进行勾兑配制，再对勾兑合批后的原液重新编造生产批号；②更改部分批次涉案产品的生产批号或实际生产日期；③使用过期原液生产部分涉案产品；④未按规定方法对成品制剂进行效价测定；⑤生产药品使用的离心机变更未按规定备案；⑥销毁生产原始记录，编造虚假的批生产记录；⑦通过提交虚假材料骗取生物制品批签发合格证；⑧为掩盖违法事实而销毁硬盘等证据。

### 3. 法律依据

长春长生上述行为违反了《药品管理法》第七十四条、《药品生产质量管理规范》第十条、《药品生产监督管理办法》第二十四条、《生物制品批签发管理办法》第二十五条等法律法规和规章。

故对其进行以下多项行政处罚：①国家药监局撤销长春长生狂犬疫病疫苗（国药准字 S20120016）药品批准证明文件；②撤销涉案产品生物制品批签发合格证，并处罚款 1203 万元；③吉林省食品药品监督管理局吊销其《药品生产许可证》；④没收违法生产的疫苗、违法所得 18.9 亿元，处违法生产、销售货值金额三倍罚款 72.1 亿元，罚没款共计 91 亿元；⑤根据《药品管理法》有关规定，对涉案的 14 名直接负责的主管人员和其他直接责任人员作出依法不得从事药品生产经营活动的行政处罚；⑥涉嫌犯罪的，由司法机关依法追究刑事责任。

## 十八、制售假药案例

### 1. 案例描述

2004 年 5 月 24 日，河南省濮阳市药监局接到举报，称在台前县城关镇尚庄村原村委会院内有一制售假药窝点。5 月 26 日下午，执法人员在台前县药监局、公安局的配合下，出动近百人突查该窝点，现场查获无任何标识的假药36200 瓶、空心胶囊 152 件、制假设备 5 台。当场抓获制假分子高某、刘某等11 人。后经对查封的假药抽样送检至省食品药品监督管理局，最终确认为假药。

**2. 案例报告**

① 接获举报并进行突击检查的药监局为河南省濮阳市食品药品监督管理局，是我国药品监督管理的市级行政机构。

② 对于查获药品的检验工作应由河南省濮阳市药品检验所进行，属于我国药品监督管理的市级技术机构。

**3. 法律依据**

根据《药品管理法》第四十七条规定，生产、销售假药的，没收违法生产、销售的药品和违法所得，并处违法生产、销售药品货值金额两倍以上五倍以下的罚款；有药品批准证明文件的予以撤销，并责令停产、停业整顿；情节严重的，吊销《药品生产许可证》《药品经营许可证》或者《医疗机构制剂许可证》；构成犯罪的，依法追究刑事责任。从事生产、销售假药及生产、销售劣药情节严重的企业或其他单位，其直接负责的主管人员和其他直接责任人员十年内不得从事药品生产、经营活动。对生产者专门用于生产假药、劣药的原辅材料、包装材料、生产设备，予以没收。

## 十九、"蒙茸胶囊"事件

**1. 案例描述**

2002 年底，武汉市药品监督管理局执法人员接武汉晚报记者举报，对本市数家药店销售的"蒙茸胶囊""旺根"等产品进行检查，并当即送检。经武汉市药检所鉴定，"蒙茸胶囊""旺根"中均含有枸橼酸西地那非成分，属假药。经反复追查确认后，对汉口唐家墩某花园的售假窝点进行了查处。

现场检查发现，该住宅内存放有五件"蒙茸胶囊""旺根"以及送货单、宣传单、销售汇总表及财务账本。现场查获标称为"内蒙古建元鹿业有限责任公司""保定纤美实业有限公司""保定纤美实业有限公司合同专用章""山西清华科技开发有限公司""青海青藏高原天然药物植物科技开发有限公司"的公章各一枚及各类活动用章 5 枚。现场查获当事人梁某等四人。经查，非法经营中梁某，自 2002 年 4 月其来汉租住在某花园，无任何证照从事非法经营活动，同年 9 月搬至另一单元从事"旺根""蒙茸胶囊"的销售。为掩人耳目，牟取暴利，梁某在汉私刻上述 5 枚公章用于与药店签协议，在三证上加盖公章。现已查明：梁某已销售"旺根"1829 盒，标值 70978 元；共销售"蒙茸胶囊"1394 盒，标值 16461 元。共计销售金额 235439 元。

**2. 案例报告**

本案涉及非法销售假药和私刻公章的违法行为。

**3. 法律依据**

依据《药品管理法》第四十八条规定，禁止生产（包括配制）、销售假药。有下列情形之一的，为假药：①药品所含成分与国家药品标准规定的成分不符的；②以非药品冒充药品或者以他种药品冒充此种药品的。有以下情形之一的药品，按假药论处：①国务院药品监督管理部门规定禁止使用的；②依照本法必须批准而未经批准生产、进口或者依照本法必须检验而未经检验即销售的；③变质的；④被污染的；⑤使用依照本法必须取得批准文号而未取得批准文号的原料药生产的；⑥所标明的适应证或功能主治超出规定范围的。本案中"蒙茸胶囊""旺根"擅自添加枸橼酸西地那非成分，与国家药品标准不符，故按假药论处。2003 年 1 月，武汉市药品监督管理局依法对私刻 5 枚公章，非法销售添加枸橼酸西地那非成分假药的梁某，根据《药品管理法》进行处罚，并移送公安部门处理。

## 二十、"生血片"违法药品广告案例

**1. 案例描述**

2010 年 11 月 3 日，国家食品药品监管局发布本年度第二期违法药品、医疗器械、保健食品广告公告汇总，其中 9 大违法情节严重、违法发布广告频次高的药品、医疗器械和保健食品被曝光。其中包括辽宁中医学院药业有限公司生产的"生血片"。

**2. 案例报告**

该广告中产品功能主治的宣传超出了食品药品监督管理部门批准的内容，含有不科学地表示功效的断言和保证等内容，严重欺骗和误导消费者，违法了《广告法》。①该广告中含有不科学地表示功效的断言或保证，如广告中出现"见效快，不上火"等；②该广告存在利用患者名义作证明，如广告中出现患者形象名义证明；③该广告中含有不科学的表述或使用不恰当的表现形式。如广告中出现"贫血恶变，一夜之间"等。

**3. 法律依据**

首先，该广告违反了《药品广告审查发布标准》第十条"广告内容中有关药品功能疗效的宣传当科学准确，不得出现下列情形：含有不科学地表示功效的断言或保证的"的规定，本则广告中体现在"见效快，不上火"等。其次，该广告违反《药品广告审查发布标准》第十三条"药品广告不得含有利用医药科研单位、学术机构、医疗机构或者专家、医生、患者的名义和形象作证明的内容"的规定。最后，广告中出现的"贫血恶变，一夜之间"等违反《药品广告审查发布标准》第十二条"药品广告应当宣传和引导合理用药，不得直接或间接怂恿任意、过量地购买和使用药品，不得含有以下内容：含有不科学的表述或使用不恰当的表现形式，引起公众对所处健康状况和所患疾病产生不必要的担忧和恐惧，或者使公众误解不使用该药品会患某种疾病或加重病情的"的规定。

## 二十一、从无证处购进药品案例

### 1. 案例描述

2020年1月16日，武侯区市场监督管理局接到成都市市场监管局移交案源线索，称武侯区某大药房有限公司涉嫌违反《中华人民共和国药品管理法》相关规定。收到线索后，武侯区市场监管局执法人员随即配合市局执法人员对武侯区某大药房有限公司进行现场检查，现场发现以下问题：①当事人店内发现人参片2000g、当归头3000g、制鳖甲790g、贡菊560g、西洋参片1000g、蛤蚧15对、红参片3000g、海马690g、黄芪3000g、水蛭1100g，共10个品类来源不明的中药饮片。上述中药饮片均为散装，用塑料袋包装，包装上无标签标识内容。②现场发现当事人未凭处方销售辉瑞制药生产的万艾可处方药。③在陈列区发现不明来源的20mL注射器4支。④药品类冷藏柜存放粽子等个人生活用品。

### 2. 案例报告

①现场检查发现当事人销售的10个品类中药饮片是从荷花池中药材市场购进，购进数量不详、供应商具体地址、《药品经营许可证》及相关资质无法提供。当事人共销售上述10种中药饮片累计金额3441.54元，现场检查发现的上述中药饮片货值金额为15397.3元，故违法所得为3441.54元，货值金额共计18838.84元。②现场检查发现当事人于2019年8月21日销售枸橼酸西地那非片（万艾可），批号为AL5871，当事人无法提供该药品处方及处方登记记录当事人未凭处方销售处方药。③在现场检查发现当事人店中4支20mL注射器，当事人称是顾客遗留物品，执法人员现场未发现上述注射器进货、销售记录及相关票据，因证据不足，违法事实无法认定。④现场检查发现当事人药品冷藏柜存在粽子等个人用品的情况。

### 3. 法律依据

①当事人销售上述10种来路不明的中药饮片无法提供供应商资质及随货

同行票据，违反了《药品管理法》第五十五条的规定；②当事人未凭处方销售处方药，违反了《药品经营质量管理规范》第一百六十七条第一款第二项规定；③当事人在药品冷藏柜存放粽子等个人用品的情况，涉嫌违反了《药品经营质量管理规定》第一百六十条规定。综上，对当事人进行如下行政处罚：对当事人进行警告；没收违法药品；没收违法所得 3441.54 元，处罚款 100000 元，罚没合计 103441.54 元。

## 二十二、药房未凭处方销售处方药案例

### 1. 案例描述

2017 年 3 月 20 日，鞍山市铁西区市场监督管理局接到 12345 平台转来的编号为 NO.2017-208 的举报，举报中反映铁西区幸福街 31 栋百信药房未凭处方销售处方药复方曲马多片，当天检查人员就来到鞍山市铁西区百信药房进行检查，检查时发现该单位 2016 年 8 月 26 日进过标示通化兴华药业有限责任公司的（生产批号为 160401）复方曲马多片 200 盒，现已全部售出。该单位当场无法提供销售上述药品的医师处方。

### 2. 案例报告

复方曲马多片属于复方制剂的精神药品，该药店销售量大且均未凭处方销售，情节严重。

### 3. 法律依据

当事人上述行为违反了《药品流通监督管理办法》第十八条第一款"药品零售企业应当按照国家食品药品监督管理局药品分类管理规定的要求，凭处方销售处方药"的规定，构成未凭处方销售处方药的违法行为。依据《药品流通监督管理办法》第三十八条第一款"药品零售企业违法本办法第十八条第一款规定的，责令限期改正，给予警告；逾期不改正或情节严重的，处以一千元以下的罚款"的规定，故对百信药房处以下行政处罚：责令当事人整改，并处以罚款 500 元。

## 二十三、"中药品种保护专属权"案例

### 1. 案例描述

原告海南亨新药业有限公司诉称，其生产的"抗癌平丸"经原 SDA 批准为国家中药保护品种，取得《中药保护品种证书》，保护期为 2002 年 9 月 12 日至 2009 年 9 月 12 日。根据《中药品种保护条例》等有关法律法规规定，中药保护品种在保护期内只限于由取得保护的企业生产，被告江苏鹏鹞药业有限公司无视国家法律规定，在原告获得《中药保护品种证书》之后，继续大量生

产和销售同品种的"抗癌平丸"，该行为侵害了原告的"中药品种保护专属权"，是一种不正当竞争侵权行为。据此，原告请求法院判令被告停止侵权，并在中国医药报公开赔礼道歉，赔偿经济损失480万元。

被告江苏鹏鹞药业有限公司答辩称，"抗癌平丸"是其于1974年研制、1979年首先生产，并已获得国家批准生产，依法享有优先权，不是仿制，不存在侵权。中药保护并无绝对排他权，被告也已按规定正在申报同品种保护，且在公告6个月后停止了生产，未违反有关规定，更不属于不正当竞争。原告诉讼系滥用诉权的一种不正当竞争行为，法院应依法驳回原告的诉讼请求。

**2. 案例报告**

本案的争议焦点有两个，《中药品种保护条例》是否是知识产权的一种类型？被告生产销售"抗癌平丸"的行为是否构成对原告的不正当竞争侵权？

关于第一个争议焦点，原告提出其在获得《中药保护品种证书》之后，即享有"中药品种保护专属权"，该权利虽无法律明文规定，却是一种类似于专利权的新型的知识产权。该权利仅属于获得《中药保护品种证书》的企业所有，它对于生产同品种中药但未获得《中药保护品种证书》的企业是绝对排斥、禁止生产和销售的。然而，《中药品种保护条例》属于知识产权行政保护措施，其主要目的是为了控制中药生产低水平重复，实际是规范中药生产的市场准入制度，并非创设知识产权制度。同一种中药品种，如果没有企业去申请中药品种保护，则每个企业均可生产，如果有一家企业申请并获得《中药保护品种证书》，则其他企业在一定期限内也必须去申请同品种保护，逾期不申请将不允许生产同品种中药。

《中药品种保护条例》保护的知识产权是中药一级保护品种的技术秘密。"抗癌平丸"属于二级保护品种，该药的处方组成、工艺制法在原告申请中药保护之前已在《中国药典》上公开，已进入公有领域，中药品种保护不要求新颖性，非创新药物也可以得到保护，因而所保护的不一定是知识产权，而进入公有领域的现有技术是不应当受到知识产权保护的，授权特定企业垄断这类现有技术无疑会损害公众的利益。

多个中药品种保护生产权可以并存，只要符合条件，国家可以批准多个药品企业生产同一品种的中药。原告主张的"中药品种保护专属权"实质是一种来源于行政许可的生产权，不符合知识产权独占性、专有性等特征，原告无权禁止其他企业生产同品种中药。

关于第二个争议焦点，由于被告是"抗癌平丸"最早的研制生产单位，所有生产批准文件一应俱全，属于合法生产。在2002年9月原告的中药保护品种公告之前，即2002年7月，被告已经依法向SFDA提出"抗癌平丸"中药同品种保护申请。根据《中药品种保护条例》的规定，被告并无违反行政法规之处。《中药品种保护条例》对泄密、擅自仿制中药保护品种等行为只规定行政责任、刑事责任，没有规定民事责任，被告的行为既不属于泄密，也不属于擅自仿制中药保护品种，原告依照《中药品种保护条例》主张其享有民事权利、要求被告承担民事责任无法律依据。

本案被告在原告取得《中药保护品种证书》之后继续生产"抗癌平丸"的行为不属于我国《中华人民共和国反不正当竞争法》（以下简称《反不正当竞争法》）规定的不正当竞争行为，被告也不存在违反诚实信用原则和公认的商业道德、损害原告合法权益的行为，因此，原告不构成对被告的不正当竞争侵权。

原告认为被告违反行政法规生产、销售中药品种，不属于平等主体之间的民事纠纷，应当请求国家有关行政部门处理。据此，法院裁定驳回原告诉求。

**3. 法律依据**

根据《中药品种保护条例》第十三条规定："中药一级保护品种的处方组成、工艺制法，在保护期内由获得中药保护品种证书的企业和有关药品经营主管部门、卫生行政部门及有关单位和个人负责保密，不得公开。""抗癌平丸"属于二级保护品种，不在本法规规定范围。此外，根据《中药品种保护条例》第十八条规定："国务院卫生行政部门批准保护的中药品种如果在批准前是由多家企业生产的，其中未申请中药保护品种证书的企业应当自公告发布之日起六个月内向国务院卫生行政部门申报。对达到国家药品标准的，补发中药保护品种证书。"因此，被告并无违反行政法规之处。

## 二十四、"藏克"虚假广告案例

**1. 案例描述**

2008 年 11 月，青海琦鹰汉藏生物制药股份有限公司在某市报媒上发布了藏克牌"十五味龙胆花丸"（以下简称藏克）药品广告。

该药品广告宣称该药主治：气管炎、（急）慢性支气管炎、哮喘、支气管扩张、肺气肿、肺脓肿、肺心病、小儿咳嗽，以及由上述疾病引起的咳嗽、咳痰、痰浓痰多、呼吸困难、胸痛胸闷、口唇发绀、咯血等各种不适症状。

广告宣称：服用藏克 1～3 盒，即可得到有效治疗；服用 3～10 天，患者咳嗽、气喘、憋闷就有明显的好转；服用 10～15 天会感到呼吸顺畅、咳嗽、哮喘几乎消失；服用 30 天绝大部分肺心病、肺气肿等重症患者基本痊愈；服用 3 个疗程几十年的老毛病就不见了，并宣称止咳平喘当天见效。

除此，广告也刊登了一位拿着藏克药品包装盒的老年患者照片。经核实，该患者照片实为虚构嫁接，欺骗广大患者。

**2. 案例报告**

在该药品广告中存在以下违法内容。

①广告中对产品功能主治的宣传超出了药品监督管理部门批准的内容。该药品经国家批准的功能主治为"清热理肺、止咳化痰。用于支气管炎所致的咳嗽气喘、声音嘶哑"，本广告擅自扩大药品功能主治范围。②广告肆意夸大药品疗效，含有不科学地表示功效的断言或者保证，严重违反了《药品广告审查发布标准》规定的相关内容。③该药品广告利用患者的名义为虚假疗效作证明。内容虚假、严重失实，严重欺骗和误导消费者。④作为非处方药广告，该药品广告没有标明"请按药品说明书或在药师指导下购买和使用"。

**3. 法律依据**

该广告严重违反《药品广告审查发布标准》第十条第一款"药品广告中有关药品功能疗效的宣传应当科学准确，不得出现下列情形：含有不科学地表示功效的断言或保证的"的规定，根据《广告法》第五十四条规定予以处罚，对违反本法规定，发布虚假广告的，由市场监督管理部门责令停止发布广告，责令广告主在相应范围内消除影响，处广告费用三倍以上五倍以下的罚款。故对本案中青海琦鹰汉藏生物制药股份有限公司处以责令停止发布违法广告、罚款75000 元的行政处罚。

# 二十五、西安金方药业与辅仁堂制药公司、老百姓大药房专利侵权案例

**1. 案例描述**

1998 年 4 月 9 日，国家知识产权局授予赵存梅发明的"双唑泰泡腾片剂及其制备方法"专利权。

2001 年 10 月 18 日，赵存梅将上述专利转让给金方药业。

2005 年 10 月 26 日，专利复审委员会根据案外人对"双唑泰泡腾片剂及其制备方法"的发明专利提出的无效宣告请求，分别做出维持其发明专利权有效决定。

2006 年 5 月 23 日，金方药业在老百姓大药房购买了由辅仁堂制药公司生产的"双唑泰阴道泡腾片"，金方药业认为该"双唑泰阴道泡腾片"侵犯了其发明专利权，故诉至法院，请求判令：辅仁堂制药公司停止侵权行为并赔偿其损失 50 万元。辅仁堂制药公司辩称，原告的专利不具有新颖性、创造性，其已向专利复审委员会请求宣告原告的专利无效，本案应中止诉讼；被告产品辅

料的组成与原告的专利必要技术特征不同，未落入原告的专利保护范围；被告生产的药品系经国家批准后，合法生产，原告如有异议，应提起行政诉讼后再行起诉。本案在审理过程中双方达成调解协议，辅仁堂制药有限公司不再生产、销售金方药业具发明专利权的产品并赔偿损失。

**2. 案例报告**

① 关于本案是否应将行政诉讼作为前置程序的问题？

《药品注册管理办法》第十二条规定："药品注册申请批准后发生专利权纠纷的，当事人可以自行协商解决，或者依照有关法律、法规的规定，通过管理专利工作的部门或者人民法院解决。专利权人可以依据管理专利工作的部门的最终裁决或者人民法院认定构成侵权的生效判决，向 SFDA 申请注销侵权人的药品批准文号。SFDA 据此注销侵权人的药品批准证明文件。"此规定说明，即使经过 SFDA 办理了药品生产批号，只要侵犯他人的专利权，法院仍应作为民事诉讼予以受理，如法院判决侵权成立，专利权人可持判决向 SFDA 申请注销侵权人的药品批准文号。

② 关于行政部门的审批能否视为不侵权的问题？

案件审理中，侵权人常以其是经过国家相关行政主管部门的批准为由，作为不侵犯他人知识产权的抗辩理由，如辅仁堂制药公司就以其生产诉争药品是经行政机关审批，按标准合法生产，不构成侵权。

**3. 法律依据**

根据《专利法》第十条"专利申请权和专利权可以转让。转让专利申请权或者专利权的，当事人应当订立书面合同，并向国务院专利行政部门登记，由国务院专利行政部门予以公告。专利申请权或者专利权的转让自登记之日起生效"及第五十七条"未经专利权人许可，实施其专利，即侵犯其专利权，引起纠纷的，由当事人协商解决；不愿协商或者协商不成的，专利权人或者利害关系人可以向人民法院起诉，也可以请求管理专利工作的部门处理"之规定，本案诉争专利已由赵存梅转让给金方药业，金方药业作为争讼之专利的权利人，以侵犯专利权为由将辅仁堂制药公司、老百姓大药房诉至法院，符合民事诉讼法的受理条件。此外，根据《药品注册管理办法》第十一条规定："药品注册申请人应当对其申请注册的药物或者使用的处方、工艺、用途等，提供申请人或者他人在中国的专利及其权属状态的说明；他人在中国存在专利的，申请人应当提交对他人的专利不构成侵权的声明。"这一规定说明，药品注册申请人在注册药品生产批号时，应尽到审慎的注意义务，否则即使有药品批号进行生产，仍构成侵权。

### 二十六、公司驻外地办事处非法经营药品案例

**1. 案例描述**

经某药品经营企业同意，李某利用该公司的证照和委托书，在某市筹建办事处，至案发时半年内，李某未办理任何合法手续的情况下，于同年5月初私自挂牌开业，并以该公司的名义开展药品销售业务。根据查获的发票显示，已售出"A注射液"980瓶，案发现场存有"A注射液"1200瓶，价值10800元。另外，李某还私自购进非该公司生产的"A注射液"200瓶用于销售。

**2. 案例报告**

某办事处未经批准擅自从事药品经营活动，是一种无证经营行为。某办事处虽以某医药公司的名义从事经营活动的，但是因其经营地点已超出注册登记地，构成异地经营。依据《药品流通监督管理办法》药品经营企业不得在经药品监督管理部门核准的地址以外的场所储存或者现货销售药品的规定，应按照无证经营处理。

**3. 法律依据**

本案件定性为无证经营药品，依据《药品管理法》第七十三条的规定进行处罚，即依法予以取缔，没收违法经营的药品和违法所得，并处违法销售的药品货值金额二倍以上五倍以下的罚款。本案中，李某所成立的办事处是经某公司同意的，并以某公司的名义从事经营活动，并且某公司还提供有关证照和出具委托书。依据《药品流通监督管理办法》第五条的规定，"药品生产、经营企业对其药品购销行为负责，对其销售人员或设立的办事机构以本企业名义从事的药品购销行为承担法律责任"。因此李某及办事处非法经营的法律责任应由某公司承担。

需要说明的是，李某在委托授权之外，私自购进同一品种的药品进行销售的行为，是一种个人行为，其违法销售这一部分药品的法律后果应由其个人负担。某公司在接受处罚后，可以对李某私自购药销售所产生的损失进行追偿。

### 二十七、吡哌酸、吗丁啉假药事件

**1. 案例描述**

某医院2002年7月从某医药开发公司购进货值7030元的吡哌酸、吗丁啉。2002年10月，当地药品监督管理部门在检查抽验时发现，该吡哌酸、吗丁啉是假药。至此，该院已销售所得4216.10元。经查实，该院的进货记录完整，所记数量与销售和剩余的存货相符，药品系从合法经营企业购进，某医药开发公司证照齐全。你认为该如何处理？

**2. 案例报告**

① 案件定性。本案中某医院购进使用的吡哌酸、吗丁啉，经检验被认定为假药，因此，某医院使用假药事实存在，其行为构成购进使用假药。

② 法律适用：《药品管理法实施条例》第六十八条，医疗机构使用假药、劣药的，依照《药品管理法》第七十三、七十四条规定给予处罚。

**3. 法律依据**

该院购进使用假药的行为应依据《药品管理法》第七十三条的规定处罚。

根据《药品管理法》第七十三条：①没收假药和违法所得；②并处罚款，货品货值金额的 2～5 倍；③撤销药品批准证明文件；④并责令停产、停业整顿；⑤情节严重的吊销许可证。

在具体处罚时要充分考虑违法行为的情节。本案中某医院有证据表明不知道所购进使用的吡哌酸、吗丁啉是假药。因此有从轻处理的情节，依据《药品管理法实施条例》第八十一条"药品经营企业、医疗机构未违反《药品管理法》和本条例的有关规定，并有充分证据证明其不知所销售或者使用的药品是假药、劣药的，应当没收其销售或者使用的假药、劣药和违法所得；但是可以免除其他行政处罚"。

据此，对某医院购进使用假药的行为可处以没收尚未使用的吡哌酸、吗丁啉和违法所得 4216.10 元的处罚。

对本案另一违法主体——某医药开发公司的处理。

由于其销售给某医院的吡哌酸、吗丁啉被抽查检验认定为假药，客观上已构成销售假药的事实，因此应依据《药品管理法》第七十三条予以处罚。

《药品管理法》第七十三条：①没收假药和违法所得；②并处罚款，货品货值金额的 2～5 倍；③撤销药品批准证明文件；④并责令停产、停业整顿；⑤情节严重的吊销许可证。

# 二十八、药品标签警示不足致伤案例

**1. 案例描述**

2000 年 8 月，美国佛蒙特州吉他手戴安娜·莱文因严重头痛合并恶心、脱水症状，到社区诊所求治，医生为其注射惠氏公司药物"非那根"时，并未采取药品标签建议的肌内注射，而是采取了静脉注射，理由是静脉注射对改善她严重的偏头痛效果更佳。由于医生注射不当造成部分药剂注入动脉，导致莱文右手和右前臂坏死被迫截肢。在对这起医疗事故起诉诊所获得医疗事故赔偿金后，莱文在佛蒙特州法院控告惠氏公司，认为药厂应该修订 FDA 批准的标签，标明该药严禁推注。

惠氏公司抗辩称，药品标签经 FDA 批准，符合联邦法律的相关规定，应当使其在类似事件的起诉中免责，而且未经 FDA 批准，公司无法修改药物标签。

但州法院法官认为，惠氏公司未在药物标签中给出足够警告，对发生如此严重的后果负有不可推卸的责任，遂判决惠氏公司赔偿莱文精神损失费、实际治疗费，以及原告丧失可能成为职业音乐人的损失费合计 600 多万美元。之后惠氏公司不服判决，又先后进行两次上诉，直至 2009 年 3 月 4 日，美国最高法院最终以 6∶3 的投票比例，裁定惠氏公司应遵从首次裁决，认为惠氏公司完全可以单方面、更清楚地向公众警示"非那根"的用药风险。

**2. 案例报告**

撇开该案件涉及的商业因素不谈，该案件是一起来自标签或说明书缺陷，以及标签和说明书外用药的风险引起的法律纠纷。美国最高法院的裁定表明，企业作为产品的第一责任人，应对因标签或说明书缺陷产生的风险承担责任。

**3. 法律依据**

我国《药品说明书和标签管理规定》第十二条中指出，药品生产企业未根据药品上市后的安全性、有效性情况及时修改说明书或者未将药品不良反应在说明书中充分说明的，由此引起的不良后果由该生产企业承担。

由于标签或说明书的一些固定限制或缺陷，临床上在标签和说明书以外用药的情况也是常见的，但由此产生的法律责任由谁承担，在各国并未有明确的规定。

本案当中，根据美国法院的裁决，除诊治机构和医生承担责任外，药厂也负有未在标签上明确标识"严禁推注"的责任。

## 二十九、非洛地平控释片进口化学药品申请临床试验注册案例

**1. 案例描述**

2009 年 4 月 15 日，越南药企 Vellpharm 公司向国家食品药品监督管理局提出了非洛地平控释片进口化学药品临床试验注册申请，国家食品药品监督管理局 2009 年 4 月 20 日受理了该申请并对其进行了技术审核。2010 年 11 月 12 日，国家食品药品监督管理局最终作出了不予批准注册（进行临床研究）的决定。Vellpharm 公司不服，向一审法院及北京市高级人民法院先后提起行政诉讼，控诉国家药品监督管理局未通知其补充申报材料程序违法，《审批意见通知件》未加盖印章且时间超过法定行政许可期限，均被驳回，随后该公司又向最高级人民法院提出诉讼，2014 年 11 月 18 日，最高人民法院再审后最终判决国家食品药品监督管理局作出的审批意见通知件违法的判决。

**2. 案例报告**

国家食品药品监督管理局对 Vellpharm 公司作出不予批准注册（进行临床研究）的决定理由是：该进口制剂中所用原料药来源于浙江省某制药厂，该厂本无原料药的批准文号，申报资料中也未提供该原料药的合成工艺、结构确证、质量研究和稳定性研究等研究资料及生产厂符合 GMP 的证明性文件。根据《药品注册管理办法》及相关文件规定，不批准非洛地平控释片的注册申请。

**3. 法律依据**

① Vellpharm 公司在注册申请时，应当根据《药品注册管理办法》提交注册申请材料。

② 国家药品监督管理局负责审批的药品审评中心的技术审评时间应严格遵守《药品注册管理办法》中第一百五十二条的规定"国家药监局应当在 20 日内作出审批决定；20 日内不能作出决定的经主管局领导批准，可延长 10 日，并应当将延长时限的理由告知申请人"的规定。

另外，在材料不足的情况下，国家食品药品监督管理总局应当要求药企补充材料，而非直接作出不予审批的规定。最终，最高人民法院责令国家食品药品监督管理总局在法定期限内对 Vellpharm 公司提出的"非洛地平控释片化学药品临床试验申请"重新作出行政行为。